当代护理学基础与实践

主编 王文文 杜永梅 徐海静 尹慧玉 邓凤 孟静

上海科学技术文献出版社

图书在版编目（CIP）数据

当代护理学基础与实践 / 王文文等主编. -- 上海 : 上海科学技术文献出版社, 2024. -- ISBN 978-7-5439-9117-0

Ⅰ. R47

中国国家版本馆 CIP 数据核字第 2024SF1019 号

责任编辑：王 珺

当代护理学基础与实践
DANGDAI HULIXUE JICHU YU SHIJIAN
王文文 杜永梅 徐海静 尹慧玉 邓 凤 孟 静 主 编
出版发行：上海科学技术文献出版社
地 址：上海市长乐路746号
邮政编码：200040
经 销：全国新华书店
印 刷：北京兰星球彩色印刷有限公司
开 本：787*1092 1/16
印 张：14.75
字 数：19万字
版 次：2024年7月第1版 2024年7月第1次印刷
书 号：ISBN 978-7-5439-9117-0
定 价：148.00元
http://www.sstlp.com

《当代护理学基础与实践》

编委会

主　编

王文文　枣庄市中医医院

杜永梅　枣庄市妇幼保健院

徐海静　枣庄市妇幼保健院

尹慧玉　枣庄市立医院

邓　凤　枣庄市立医院

孟　静　枣庄市立医院

副主编

孙　岚　山东国欣颐养集团枣庄中心医院

靳晓方　枣庄市山亭区人民医院

代　岩　山东省文登整骨医院

颜伟伟　枣庄市立医院

潘存玲　枣庄市峄城区榴园镇卫生院

田梅蕾　枣庄市立医院

前 言

在医学领域，护理学作为一门综合性应用学科，其重要性日益凸显。随着医疗技术的不断进步和人们对健康需求的日益提高，护理学的理论与实践也在不断更新与完善。为了适应这一发展趋势，满足广大护理工作者及医学相关专业学生的学习需求，我们精心编写了《当代护理学基础与实践》一书。

本书旨在为读者提供一个全面、系统、实用的护理学知识体系。全书内容涵盖了护理学的基本理论、护理制度以及临床实践中各个环节的护理要点。从患者入院和出院的护理流程，到静脉输液和输血等基本护理技能；从内科疾病的护理管理，到外科疾病、急诊科以及手术室等特殊环境下的护理实践，本书都进行了详细而深入的阐述。

在编写过程中，我们注重理论与实践的结合，既介绍了护理学的基本概念、原理和方法，又紧密结合临床实际，突出了护理操作的规范性和实用性。同时我们还特别关注了护理学领域的新进展、新技术和新方法，力求使本书内容新颖、全面，能够反映当代护理学的最新发展成果。

本书的另一大特点是重点突出、临床实用。我们根据临床护理工作的实际需求，对书中的内容进行了精心的筛选和编排，力求使读者能够迅速掌握护理学的核心知识和技能，提高临床护理工作的质量和效率。此外，本书还注重培养读者的护理思维能力和解决实际问题的能力，为其未来的临床护理工作打下坚实的基础。

目 录

第一章 绪 论

第一节 护理发展简史

护理是人类在与自然斗争中进行自我保护的产物。护理学属于自然科学范畴，是医学科学的一个组成部分，护士是以护理专业为人类健康服务的科技工作者。

护理与人类的生存繁衍、文明进步息息相关，并随着社会的演变、科学技术的进步而不断地发展。

一、护理的概念

护理的内涵随着医学科学的日益发展而不断拓展，狭义的护理是指护理工作者所从事的以照料患者为主的医疗、护理技术工作，如对老幼病残者的照顾，维护患者的身心健康，满足人类生、老、病、死的护理需求等。广义的护理，是指一项为人类健康服务的专业。护理专业是在尊重人的需要和权力的基础上，改善、维持或恢复人们所需要的生理、心理健康和在社会环境变化中的社会适应能力，达到预防疾病、提高健康水平的目的。

二、护理的起源

自有人类以来就有护理，护理是人们谋求生存的本能和需要。远古人在与自然的搏斗中，经受了猛兽的伤害和恶劣自然环境的摧残，自我保护成为第一需要。北京猿人在火的应用中，逐步认识到烧热的石块、砂土不仅可以给局部供热，还可以消除疼痛。原始人创造了“砭石”和“石针”，以之作为解除病痛的工具。当人类社会发展至母系氏族公社时代，氏族内部分工男子狩猎，妇女负责管理氏族内部事务，采集野生植物，照顾老、幼、病、残者，家庭的雏形由此产生。护理象征着母爱，初始的家庭或自我护理意识成为抚育生命成长的摇篮，它伴随着人类的存在和人类对自然的认识而发展。

三、古代护理

医护为一体是古代护理的特点之一，19世纪之前，世界各国都没有护理专业。被古希腊誉为“医学之父”的希波克拉底（Hippocrates）就很重视护理，他教患者洗漱口腔，指导精神病患者欣赏音乐，调节心脏病，肾脏病患者的饮食，从现代观点看，这些都是有益于患者康复的护理。我国传统医学专著中并无“护理”两字，但中医治病的一个重要原则是、“三分治，七分养”。它包括改善患者的休养环境和心态，加强营养调理，注重动、静结合的体质锻炼等，这些都是中医辨证施治的精华。历名医如华佗，他擅长外科，医术高明，且医护兼任。明代中药学巨著《本草纲目》的作者李时珍，他虽然是著名的药学家，而他能医善护，为患者煎药、喂药，被传为佳话。我国最早的医学经典著作《黄帝内经》中记载着“不治已病，治未病”的保健思想，以及“闭户塞牖系之病者，数问其性，以从其意”，强调了解、关心患者疾苦，进行针对性疏导的整体观点；还有唐代杰出医药学家孙思邈创造的葱叶去尖插入尿道，引出尿液的导尿术；明、清时代为防治瘟病而采用的燃烧艾叶、喷洒雄黄酒消毒空气和环境，用蒸汽消毒法处理传染患者的衣物等护理技术，至今仍不失其科学意义。

古代护理的另一个特点是受宗教影响至深。在东方佛教、西方基督教支配下，救护病残者成为宗教的慈善事业。僧人、修女治疗、护理患者，主要以怜悯、施恩的人道主义精神照顾患者，应用科学技术是有限的。正由于历史的局限性所决定，15世纪以前的护理只能是以一种劳务的方式存在，处于家庭护理、经验护理阶段。

四、近代护理

近代护理是在中世纪之后生物医学发展的基础上起步的。比利时人维萨里（Vesalius 1514～1561年）医生解剖尸体，用直接观察法写出了第一部人体解剖学；英国医生维廉哈维（william Harver，1578～1675年）以实验法发现了血液循；随之，细菌学、消毒法、麻醉术等一系列的医学发明和重大突破，为建立近代护理学奠定了理论基础，提供了实践发展的条件。

（一）佛罗伦斯

南丁格林（Florence Nightingale，1820～1910年）与近代护理、近代护理学与护士教育的创始人之一南丁格尔，为使护理成为一门科学、一种专业，作出了重大贡献。南丁格尔出身于贵族之家，受过良好的高等教育，懂德、法、意大利等国语言，富有同情心，性格坚毅，具有开拓精神。1851年，她不顾家人阻挠，有目的学习护理、卫生及伦理学课程，并毅然决定献身于护理事业。1854～1856年，英、俄、土耳其等国在克里米亚交战，英军伤亡惨重。英国政府选定南丁格尔，由她率领38名训练不足的"护士"奔赴战地医院，负责救护工作。她克服重重困难，以忘我的工作精神、精湛的护理技术和科学的工作方法，经过半年的艰苦努力，使伤员的死亡率由原来的50%降至2.2%（《英国百科全书》1979年版）。南丁格尔的创造性劳动，证明了护理的永恒价值和科学意义，改变了人们对护理工作的看法，震动了全英国。通过实践，南丁格尔坚信护理是科学事业，护士必须接受严格正规的科学训练，只有品德高尚、具有献身精神的人才能胜任。1860年，她用英国政府奖励她的44000英镑，开办了世界上第一所护士学校，为近代科学护理事业打下了理论和实践基础。

南丁格尔在克里米亚战争中救护伤员的卓越成就和牺牲精神，被国际红十字会确认为是红十字会工作的开端，为表彰她的功绩，1883年英国皇室授予她勋章；1912年，国际红十字会决定设立南丁格尔奖章，作为奖励世界各国有突出贡献的优秀护士的最高荣誉。人们为了纪念她将她的生日5月12日定为国际护士节。南丁格尔以其为护理事业奋斗不息的献身精神，成为全世界护士的楷模。她是近代护理学的奠基人。

（二）我国近代护理概述

我国近代护理学是随西医的传入而起始的。1935年，在广东省建立的第一所西医医院，外国人为了利用中国的廉价劳动力，以短训班形式培训护理人员。1887年，美国护士在上海妇孺医院开办护士训练班。1888年，在福州开办我国第一所护士学校，首届只招收了3名女生。那时医院的护理领导和护校校长、教师等多由外国人担任，护士教材、护理技术操作规程、护士的培训方法等都承袭了西方的观点和习惯，形成欧美式的中国护理专业。

1912年中华护士会成立护士教育委员会，并对全国护校注册。1914年6月在上海召开第一次全国护士代表大会。在这次会议上，钟茂芳是第一位被选为学会副理事长的中国护士。钟茂芳认为从事护理事业的人是学识的人，应称之为"士"，故将"nurse"创译为"护士"，被沿用至今。那时的理事长由外国人担任，直至1924年才由我国护士伍哲英接任理事长。1922年，我国参加国际护士会。1925年，中华护士会第一次派代表出席在芬兰召开的国际护士会会员国代表大会。

1921年，北京协和医院联合燕京、金陵、东吴、岭南大学创办高等护理教育，学制4～5年，并授予毕业学士学位。1932年在南京创立我国第一所国立中央高级护士职业学校。1934年，教育部成立护士教育委员会。然而，在半封建半殖民地的旧中国，经过60年（1888～1948年）的漫长岁月，正式注册的护校只有180所，总计培养护士3万多人，远不能满足亿万人民对卫生保健事业的实际需要。

（三）人民革命战争中的护理事业

中国人民解放军的护理工作始于土地革命战争年代。早1928年井冈山的红军医院，就附设有看护训练班。1931年底创立的我军第一所医校——中国工农红军军医学校，在长征之前培训看护300人；抗日战争、解放战争期间，为保障部队的战斗力，护理教育趋向正规、普及、培养了大批优秀护理人才。1941年、1942年护士节，毛泽东同志亲笔题词"护士工作有很大的政治重要性"；"尊重护士，爱护护士"。党和革命领袖对护理工作的重视和关怀，极大地鼓舞了我军的广大护理工作者，他们浴血奋战，艰苦创业，默默奉献，谱写了永载史册的业绩，在我国近代护理史上留下了光辉的一页。

五、我国现代护理的发展

我国现代护理的进程，大致经历了三个阶段。

1949年10月至1966年5月，是中国成立后护理工作的规划、整顿、发展期。1950年8月召开的第一届全国卫生工作会议，提出了发展护理专业的规划，护士教育被定为中专，并纳入正规教育系统，由卫生教材编审委员会编护理教材。同年8月，召开中国护士学会第十七届全国理事会，改选理事，沈云晖同志当选为理事长，特聘中央卫生部部长李德全和全国妇联主席邓颖超同志为名誉理事长，学会工作从此进入了新阶段。1954年5月创办《护理杂志》。1958年护士学会被吸收为中国科学技术协会成员。在党和政府的关怀重视下，旧社会遗留下来的护士生活、政治待遇、发展前途等 问题，得到相应地解决，充分调动了全国护士的工作热情。护理技术得到迅速发展，推行"保护性医疗制度"，创造并推广无痛注射法，创立"三级护理""查对制度"，使护理工作逐步规范化。专科护理技术有重大突破，邱财康大面积烧伤被救治存活，王存柏断肢再植成功，都代表了我国解放初期的护理专业发展水平，并为护理 学从一门技艺向独立学科发展创造了条件。

1966年至1976年10月的"文化大革命"期间，护理事业遭受挫折，医院规章制度被废除，管理混乱；护校停办，人才培养断层；学会工作中止，专业发展受到严重干扰。但广大护士坚守岗位，积极参加医疗队，开展中西医结合疗法，为改善广大农村和社区群众的医疗保健工作做出了成绩。

1976年10月以后，迎来了建设我国现代护理的春天。国家卫生部于1979年先后颁发了《加强护理工作的意见》和《关于加强护理教育工作的意见》，从宏观上强化了对护理专业的管理，加速了现代护理学的发展进程。1982年卫生部医政司成立城市护理处；各医院重建护理部；狠抓人才培养，充实护理队伍，至1990年，我国护士增至100万人左右；进一步建立、健全护理规章制度及护理质量标准；中等护理教育得到加强。据1984年统计，全国有独立护校及设有护理专业的卫生学校共439所。1984年1月，教育部、卫生部联合召开了全国高等护理专业教育座谈会，提出积极开展多层次、多规格的护理教育要求；1985年批准北京医科大学等11所医科大学设置护理本科专业，学制5年，毕业生授予学士学位。同时，大专护理、护理继续教育应运而生，一个中专、大专、本科齐全的护理教育体系已初具规模。

1979年，国务院批准卫生部颁发的《卫生技术人员职称及晋升条例》明确规定了护理人员的专业技术职称。这一重大举措，对提高护士的社会地位，改变护士的知识结构，构建具有我国特色的现代护理专业，有极其重大的意义。1980年以来，我国现代护理呈现出一派生机和活力：①护理概念发生了重要变化，身心结合的整体护理、责任制护理在逐步展开。②护理功能得到拓展，从医院护理逐渐走向社区护理。③护理装备有所更新。④护理业务技术水平明显提高，心理护理、重症监护、器官移植、显微外科等专科护理技术发展较快。⑤护理教育模式的转变带来护士知识结构的改善，一批知识品位较高的学科带头人正在茁壮成长。⑥护理学会在推动我国现代护理学的发展，加速人才培养，开展国际护理学术交流等方面做出了新的贡献。1977 年9月《护理杂志》复刊，1981年改名为《中华护理杂志》，同年4月，该杂志与国外 护理期刊交流。⑦1985年中国护理中心建成，对我国现代护理学的研究和发展起推动作用。⑧1983年，我国著名护理专家王秀瑛教授以她高尚的品德、渊博的学识，成为我国第一位南丁格尔奖章获得者。此后，又有中华护理学会名誉理事长林菊英等10多位护理工作者获此殊荣。老一辈护理专家和无数优秀护士对护理事业的执着追求和无私奉献精神，是我国现代护理得以发展的根本动力。

回顾护理发展史，我们认识到护理是人类的一项崇高事业，我们应该奋发进取，做有追求、有学问、有创造精神的跨世纪的护理事业接班人，为现代护理学的发展做贡献。

第二节　护理学的基本概念与研究范畴

一、护理学的定义

护理学是自然科学和社会科学相互渗透的一门综合性的应用学科。护理学以基础医学、临床医学、预防医学、康复医学以及与护理相关的社会、人文科学理论为基础，形成其独特的理论体系、应用技术和护理艺术，为人们生老病死这一生命现象的全过程提供全面的、系统的、整体的服务。

二、护理学的研究范畴

护理学作为一个知识群，它所研究的范畴涉及自然、社会、文化、教育和心理等因素对人体健康的影响，以及如何运用护理原理、护理技术和方法，帮助患者恢复健康，不断提高人们的健康水平。它大体包括以下几个方面。

（一）医院护理

1.基础护理　研究并应用护理的基本理论和基本技术，满足患者的基本生活需要和心理治疗的需要，通过临床护理工作，为疾病的诊断和治疗及时提供病情发生、发展的动态信息，有效地配合并参与治疗、检查及对危重患者的抢救，以积极的安全的护理对策，使患者处于最佳心理状态。

2.专科护理　结合临床各专科的特点，应用专科护理理论和护理技术，如强化对危重患者的监护及烧伤、显微外科、脏器移植、手术前后的专科护理等。

3.护理管理　运用科学的方法组织、实施临床护理工作；为患者创造优美的休养环境；建立良好的护患关系；有效地提高护理质量等。

（二）社区护理

社区护理以预防保健为重点，包括防病、保健咨询；护理科普宣教和预防接种；心理卫生指导；计划生育，优生、优育指导；职业病防治和家庭访视护理等。

（三）护理教育

研究护理人才培养的规律、方法及模式，不断提高护理教育质量，改善护理人员的知识结构，适应护理学发展需要。

（四）护理科研

护理学的发展需要护理科研的支持和推动。护理学理论的构建，护理理论与护理实践的结合成果，护理技术、方法的改进，护理设备、护理工具的改革，护理管理模式的建立等。都有赖于护理科学研究去探索规律、总结经验，推进护理学的不断发展。

护理学的研究具有十分广阔的发展前景，作为一个护理工作者任重而道远。我们应该充分发挥自己的聪明才智，为创建具有中国特色的独立护理学科做出贡献。

第三节 基础护理学的概念、任务与内容

一、基础护理学的概念

基础护理学是研究临床护理的基本理论、基本知识、基本技术和方法的一门学科。它是临床各科护理的共性基础，是护理学的一个重要组成部分。

二、基础护理的任务与内容

基础护理是以患者为中心，针对复杂的致病因素和疾病本身的特异性导致的患者在生理功能、机体代谢、形体和心理状态等方面的异常变化，采取相应的科学护理对策，帮助或指导患者解除由于这些变化而带来的痛苦和不适应，使之处于协调、适应的最佳身心状态，促进患者恢复健康。基础护理包含以下内容。

1.了解机体生理、心理信息，监测体温、脉搏、呼吸、血压等生命体征的变化。

2.维持患者身体的清洁、舒适、排除物理、化学、生物等有害因子对机体的侵袭，保证治疗护理安全。

3.调配合理营养及膳食。

4.改善机体的循环和代谢，及时妥善地处理机体的排泄物。

5.保持重症患者合理、舒适的卧位，适时更换体位，预防发生压力性损伤。

6.改善患者的休息环境和条件，促进其睡眠。

7.进行心理疏导，使之保持良好的精神和心理状态。

8.指导功能锻炼，防止发生并发症，促进功能的恢复。

9.协助执行治疗方案，配合医疗诊治工作，以娴熟的护理技术，解除患者疾苦。

10.观察了解病情变化的信息和治疗效果，及时有效地配合急救处置。

11.负责病区、患者管理，创造清洁、美观、安静、舒适、方便、有序的休养环境。

三、学习基础护理学的方法与要求

基础护理学集护理基本理论、基本技术、护理方法和护理艺术一体，是护理专业的一门主课，学好基础护理学，有利于培养热爱护理事业的情怀，了解护士的职责）对实现救死扶伤使命具有十分重要的意义。因此，在学习这门主课时要求做到：①力求理解基础护理学的概念和意义，树立热爱生命，立志从护的信念。②在学习基础护理知识时应与医学、临床医学知识进行有机地联系，以求从理论上弄懂护理的原理、机制、真正知其然又知其所以然。③刻苦练习护理技术，切实掌握基本功。熟练的技能技巧来源于手、脑并用，反复练习。只有在大脑指挥下，感官与手密切配合，进行有目的、有组织的操作活动，在特定的动作形成条件反射之后，技术才能达到准确、规范的熟练程度。④在理论学习的同时，要重视实践锻炼、示教室操作练习，临床的见习、实习，都是十分重要的理论联系实际的学习过程，边学边做，在实践中体验职业情感，培养职业的行为规范，提高基本技术的熟练程度，是学好基础护理学的重要方法和原则。

第四节　护理对象——人的一般特性与护理原则

护理学研究并为之服务的对象是人。人自胚胎发育到死亡的全过程都离不开护理。世界卫生组织（WHO）提出的战略目标“到2000年，人人都享有卫生保健”，即“使全世界人民达到最高可能的健康水平”。要提高人们的健康水平，首先要正确认识健康的概念，世界卫生组织给健康下的定义是“健康不但是没有疾病，还要有完整的生理、心理状态和社会适应能力”。

护士是人类健康的卫士，国际护士会在护理学国际法中规定护士的基本职责为“保存生命，减轻痛苦，促进健康”。因此，作为一位合格的护士，必须首先了解人（患者）的一般特性，把握由人（患者）的特性而产生的护理原则，才能通过履行护士的基本职责为“人人享有卫生保健”的战略目标作出贡献。

一、人的一般生物、心理、社会特性

（一）人是一个统一的整体

人体不是器官、细胞或分子的简单相加，而是一个由神经系统控制的、有思维活动、有智慧、能进行创造性劳动、过着社会生活的人。人的生命活动表现在物质活动和精神活动两个方面，二者既不可分割，又相互制约。因此，人不单纯是一个生物体，而是一个生物的、心理的、社会的整体人。视人为整体是现代护理的核心思想和出发点。

（二）人与环境是统一体

人体与外界自然环境、社会环境之间，不停地进行着物质的、能量的、信息的交换，是机体得以生存的根本条件。如每个人每天大约需要12m3空气，2～3L水，1.5kg食品，同时排出相当数量的代谢物，这就是人体内外环境之间进行的能量传递和物质循环，人的生命过程是一个整体性、开放性的动态运转过程，健康与疾病、生长与死亡的矛盾，不是单一因素所决定的，而是生理与心理、机体与外界环境互相作用的结果。人受环境的影响，又可适应与改造环境。护理要创造适合患者休养的环境，促进身心和谐向健康发展。

（三）人有共性和差异

人有共同的生理、心理活动规律，但由于年龄、性别、遗传、经济、文化、职业、宗教信仰等各不相同，人对来自各方面的刺激的反应也不同。正因为没有两个完全相同的个体存在，所以应采取因人而异的护理技巧和艺术，才能达到促进和维持健康、帮助患者康复的目的。

（四）人有共同的基本的需要

机体所以能生存，是建立在人的生理、心理互为作用基础上的。人类最基本的需要是保障机体生理、心理协调运转，如渴思饮，饥觅食，病求治，消化排泄，情感交流等，都是人们生存的第一共性需求。护理的使命正是为人的这些共同需求提供护理保障，支持，帮助人们拥有自理能力，充分享有生活，从而提高人的健康生存质量。

（五）患者的需要有定向性、潜在性的特点

偏离健康状态的人，经受着疾病的威胁和痛苦的折磨，心理压力大，精神负担重。因此，患者的需要是随着疾病的发生、发展进程而变化的，在不同的阶段有不同的需求；有些患者受疾病或心理的影响，往往不能或不会用行动或语言来表达自己的需要。例如患者入院初期最需要的是被接纳、被尊重，同时希望尽快明确诊断；一旦诊断清楚之后，就急切地需要及时、有效的治疗和精心的照料；当病性发生突变时，患者首先考虑的预后，这时就需要恰当的解释和安慰。因此，只有了解患者需要的特点，才能尊重患者的需要，做到想患者所想，急患者所急，务患者所需。

二、由人的一般特性引申而来的护理原则

（一）满足患者的需要

满足患者生理、心理的基本需要，是护理的精华和首要任务。随着患者的入院，尤其是失去生活处理能力的患者，他们的营养、机体功能以及精神心理、情绪等无不与护理关联。如准备清洁、舒适的病床，能促进患者进入松弛、安宁的睡眠状态，从而减轻患者的忧虑和不安；做好重症患者的口腔护理，就是保护机体的天然屏障——口腔粘膜，不至于破溃而引发感染；及时给高热者饮水，有利于散发体温，稀释毒素，促进排泄；定时为重症患者翻身，能有效地预防压力性损伤的发生等，所有这些看来是不起眼的照料，即恰是不可忽视的最基本的患者需要、治疗的需要，同时是最精细的护理。只有满足了患者的需要，才能真正体现护理的意义，实现护理的价值。

（二）帮助患者应对压力，增强机体的适应能力

任何条件、环境的变化，都会给人带来压力（刺激），当压力（刺激）没有对人体构成威胁时，人们有一定的自我调适能力，不至于使之危及健康。但是，当压力（刺激）超过个体的承受能力，反复刺激就会引起强烈的应激反应，导致平衡失调、健康受损。护理的目的在于，运用护理技能，帮助患者调动自身的潜能——心理、神经与体液的控制和调节，提高对环境、条件变化的适应能力，以期达到新的相对的平衡和适应。

1.了解压力源压力是生理、心理或情绪的紧张状态。造成紧张状态的原因称之为压力源。压力源来自：

（1）生物因素如病毒、细菌、寄生虫感染；缺水、饥饿、青春期、月经期、更年期等生理功能的改变。

（2）物理因素 如机械压迫，冷热作用，噪音、强光刺激。

（3）化学因素 如剧毒药，强酸、强碱、刺激性、毒性气体。

（4）社会、心理因素 个人生活中的重大事件如丧偶、意外事故，学业，事业遭 受挫折，工作紧张，人际关系不和谐等。

2.观察压力反应 压力反应主要表现在两方面

（1）生理反应在压力源的反复刺激下，机体出现一系列变化，首先是心理反应不能适应，随之出现生理反应，如肾上腺释放大量肾上腺素进入血液，表现为心跳加快，血压升高，呼吸加速，血糖浓度升高，瞳孔扩大，警觉性增强等。如果这时机体

能顺利地对应压力源，上述反应很快消失；反之，反复、持久地受压力源冲击，面临的将是平衡失调，疾病到来。

（2）心理反应有两种，一种是积极的心理反应，正视现实，采取相应的积极对策，如改变对压力源的认识，以有利于健康的态度和行为对应，就能获得新的适应。另一种是消极的心理反应，表现为情绪失控、抑郁或焦躁不安，严重者甚至改变行为方式如酗酒、吸烟等。

3.帮助患者以积极的态度，正确的对策应对压力。

（1）减少有害的环境因素对患者的刺激，开展保护性医疗及护理。

（2）引导患者正确认识实际的健康状况，调动机体的潜能，增强免疫抗病力，树立战胜疾病的信心。

（3）调节患者的心理、情绪、改善仪态，使其保持良好的心理状态，以提高适应性和自我解脱能力。

（4）调动支援和配合的力量。做好家属的思想工作，请亲友给患者以情感支持。

（三）帮助患者拥有自护能力

自护能力是指个体为维护自身健康所具有的自我护理意识及基本的保健护理知识和方法，如功能残缺者的锻炼；糖尿病患者的饮食调配、热量计算；失眠者学会管理自己的睡眠；腹部手术患者学会用胸式呼吸等。培养自护能力，实际上是调动患者自防病治病的主观能动性和潜力，从而减轻其身心疾苦，获得新的健康。

第二章 护理制度

第一节 护理核心制度

一、护理交接班制度

交接班制度是保证临床医疗护理工作连续进行的重要措施。

1.值班人员必须坚守岗位，履行职责，保证各项护理工作准确及时地进行。

2.每班必须按时交接班，接班者提前15 min到科室，清点物品及废品。阅读交班报告及危重患者的护理记录，在接班者未明确交班内容前，交班者不得离开岗位。

3.值班者必须在交班前完成本班各项工作，写好交接班报告及各项护理记录，整理好物品。遇到特殊情况，必须详细交班，并与接班者共同做好工作后方可离去。日班要为夜班做好物品准备，如敷料、试管、标本瓶、注射器、常备器械、被服等。

4.接班者如发现病情、治疗、器械物品交代不清，应立即查问。接班时如发现问题，应由交班者负责。接班后如因交接不清，发生差错事故或物品遗失，应由接班者负责。

5.交班报告应由主班护士书写，要求字迹整齐、清晰、简明扼要、有连贯性，运用医学术语。

6.交接班方式和要求

（1）集体交接班：①晨会交班：由护士长主持，全体人员应严肃认真地听取夜班交班。②床边交接：由护士长、夜班护士、责任护士、辅助护士参加，每日二次，即大夜与白班，白班与小夜。③小交班：指中午交接，小夜与大夜交接。

早晨集体交接班时，应严肃认真地听取夜班报告，要求做到交班本上写清，口头讲清，患者床头交接清。

（2）日班、小夜班、大夜班、下班前均应互相进行口头及书面交接班，凡重症患者，还必须床头交接交班者交清、写清，接班者听清、看清、问清。

7.交班内容

（1）住院患者总人数，出入院、转科、转院、分娩、手术、死亡人数，以及新入院患者，重危患者，抢救患者，大手术前后或有特殊处置患者的病情变化及患者思想情绪波动的情况。

（2）医嘱执行情况，重症护理记录，各种检查标本采集及各种处置完成情况，对未完成的工作，也应向接班者交代清楚。

（3）常备贵重、毒、麻、精神药品及抢救物品、器械、仪器等的数量，抢救器械与仪器的性能等。

（4）交接班者共同巡视检查病房，是否达到清洁、整齐、安静、舒适的要求及各项工作落实情况。

（5）床边交班者要交代病情，输液及滴速，有无渗漏；特殊治疗情况，查看全身皮肤，有无发红，压力性损伤、烫伤等变化；床铺是否整洁、干燥；各种导管是否脱出阻 塞和患者思想情绪（不在患者前交）。

二、查对制度

查对制度是保证患者安全，防止差错事故的一项重要措施。因此，护士在工作中必须具备严格认真的态度，思想集中，业务熟练，严格执行三查七对制度。以保证患者的安全和护理工作的正常进行。

（一）医嘱查对制度

（1）转抄和处理医嘱应做到班班查对。

（2）转抄和处理医嘱者、查对者，均须签全名。

（3）临时医嘱要记录执行时间，并签名，对有疑问的医嘱，查清后方可执行。

（4）抢救患者时，医师下达的口头医嘱，执行者须复诵一遍，经核实无误，方可执行。用过的安瓿，必须经另一个核对后方可弃去。

（5）每周总查对医嘱一次。

（二）服药、注射、处置查对制度

（1）服药、注射、处置前须严格执行三查七对制度。三查：操作前查、操作中查、操作后查。七对：对床号、姓名、药名、剂量、浓度、时间和用法。

（2）备药前要检查药品质量，注意水剂片剂有无变质，针剂有无裂痕，有否过期，如不符合要求或标签不清者，不得使用。

（3）摆药后必须经第二人核对方可执行。

（4）易致过敏的药物，给药前应询问有无过敏史。使用毒、麻、精神药物时，要经过反复核对，用后保留安瓿。用多种药物时要注意无配伍禁忌。

（5）发药或注射时，患者如提出疑问，应及时查清，方可执行。

（三）输血查对制度

（1）查血袋上采血日期，血液有无凝血块或溶血，并查血袋有无裂痕破漏。

（2）查对输血单与血袋上标签的供血者的姓名、血型、血袋号及血量是否相符。

（3）查对患者床号、姓名、住院号、血型及用血量。

（4）与受血者的交叉配血有无凝集。交叉配血报告必须两人核对无误后（两人全签名）方可执行。

（5）输血完毕，应保留血袋12h，以便必要时检验。

（四）饮食查对制度

（1）每日处理和查对医嘱后，按饮食单核对患者床前饮食卡，查对姓名、床号以及饮食种类。

（2）发饮食前，查对饮食单与饮食种类是否相符。

（3）开饭时，在患者床前再查对一次。

（五）手术查对制度

（1）接收患者时，应查对患者床号、姓名、性别、年龄、诊断、手术名称及部分岗位（左或右）。术前用药、药物过敏试验结果等。

（2）已备血患者，查配血报告。

（3）查无菌包灭菌标志，以及手术器械是否齐全。

（4）凡体腔或深部组织手术，在缝合前核对纱巾垫、纱布、缝针、器械的数目，是否与术前相符。

（5）手术取下标本，应由巡回护士与手术者核对后填写病理检验单送检。

（六）供应室查对制度

（1）准备器械包时，要查对品名、数量质量及清洁度。

（2）发放各类无菌时，要查对名称、消毒有效日期及灭菌标志。

（3）收回器械包时，查对数量、质量及清洁处理情况。

三、分级护理制度

住院患者由医师根据病情决定护理等级并下达医嘱，分为特别护理及一、二、三级护理四种。护理人员要在患者床头牌内加放护理等级（按省卫生厅《医疗护理文书规范》要求）标识。

1.特别护理 病情依据：

（1）病情危重、随时需要抢救和监护的患者。

（2）病情复杂的大手术或新开展的大手术，如脏器移植等。

（3）各种严重外伤，如大面积烧伤等。

护理要求：

设专人24h护理，严密观察病情，备齐急救药品、器材，随时准备抢救。

（2）制定护理计划，设危重护理记录单。根据病情随时严密观察患者的生命体征变化，并准确记录出入量。

（3）认真、细致地做好各项基础护理，严防并发症，确保患者安全。

3.一级护理 病情依据：

（1）重病、病危、各种大手术后及需要绝对卧床休息、生活不能自理者；

（2）各种内出血或外伤、高烧、昏迷、肝肾功能衰竭、休克及极度衰弱者；

（3）瘫痪、惊厥、子痫、早产婴、癌症治疗期。护理要求：

（1）绝对卧床休息，解决生活的各种需要。

（2）注意思想情绪上的变化，做好思想工作，给予周密细致的护理

（3）严密观察病情，每15～30min巡视一次，定时测量体温、脉搏、呼吸、血根据病情制定护理计划，观察用药后的反应及效果，做好各项护理记录。

（4）加强基础护理，定时做好口腔、皮肤的护理，防止发生并发症。

（5）加强营养，鼓励患者进食，保持室内清洁整齐、空气新鲜，防止交叉感染。

3.二级护理 病情依据：

（1）病重期急性症状消失，特殊复杂手术及大手术后病情稳定，及骨牵引、卧石膏床，仍需卧床休息，生活不能自理者。

（2）年老体弱或慢性病不宜过多活动者。

（3）一般手术后或轻型先兆癫痫等。护理要求：

①卧床休息，根据患者情况，可在床上做轻度活动。

②注意观察病情变化，进行特殊治疗和用药后的反应及效果，每1～2h巡视1次。

③做好基础护理，协助翻身，加强口腔、皮肤护理，防止发生并发症。

④给予生活上必要的照顾。如洗脸、擦身、送饭、递送便器等。

4.三级护理 病情依据：

（1）轻症、一般慢性病、手术前检查准备阶段、正常产妇等。

（2）各种疾病术后恢复期或即将出院的患者。

（3）可以下床活动，生活可以自理。护理要求：

①可以下床活动，生活可以自理。

②每日测量体温、脉搏、呼吸两次，掌握患者的生活、思想情况。

③督促患者遵守院规，保证休息，注意饮食，每日巡视两次。

④对产妇进行妇幼卫生保健咨询指导。

⑤进行卫生科学普及宣教工作，提高患者自我保健水平。

四、危重患者护理质量管理制度 危重患者抢救工作制度。

1.对于特殊护理或一级护理的患者，护理工作有责任到人。

2.及时、清晰、准确地做好每位危重患者的护理记录并有责任护士签名

3.随时床旁巡视，观察患者病情。发现病情变化应及时通知医生并给予相应处置。

4.危重、躁动患者的病床应有床垫防护。

5.严格执行查对制度和抢救工作制度，采取积极有效的防范措施，防止差错事故的发生。

6.保持患者全身清洁无异味，无血、痰、便、胶布痕迹，保证患者卧位舒适。

7.保证患者床单位整洁，及时为患者更换被服。

8.掌握患者的病情和治疗护理方案，包括患者的姓名、年龄、诊断、手术时间、手术名称、治疗用药、饮食、护理要点、重要的化验值、心理状况等。

9.保证各种管道畅通并妥善固定，避免坠床、外伤、烫伤等情况发生，严格执行患者意外登记、上报、记录制度。

10.采取相应的措施，保证患者的医疗护理安全，避免坠床、外伤、烫伤等情况发生，严格执行患者意外登记、上报、记录制度。

11.熟悉掌握急救仪器的使用并了解其使用目的及报警的排除，仪器报警时能及时判断处理。

12.患者发生紧急情况时，护士应沉着、熟练地应用紧急状况下的应急预案。

13.做各种操作前后要注意洗手，患者使用的仪器及物品要专人专用，采取有效的消毒隔离措施，预防医源性感染。

五、抢救工作制度

抢救工作是否迅速、及时、有效和衡量医院业务技术水平和管理水平的重要标志，是护理工作中的一项重要的任务。

1.参加抢救的医护人员应有高度责任感，对重大抢救需根据病情提出方案，并由科主任、护士长立即呈报院领导。凡涉及法律纠纷，要报告有关部门。

2.抢救器材及药品必须力求齐全完备。要定人保管、定位放置、定量贮存，用后随时补充。值班人员必须熟练掌握各种器械、仪器性能及使用方法。抢救物品一般不外借。以保证应急使用。各种急救药品和器材除定量、定位放置外，要经常检查维修，使其处于备用状态。

3.严格执行抢救制度

（1）参加抢救人员必须全力以赴、明确分工、紧密配合、听从指挥、坚守岗位，严格执行各项规章制度。医生未到以前，护理人员应根据病情及时给氧、吸痰、测量血压、建立静脉通道，进行人工呼吸和胸外心脏按压、配血、止血等。并提供诊断依据。

（2）严密观察病情，记录要及时详细，用药处置要准确，对危重患者应就地抢救，待病情稳定后方可搬动。

（3）日夜应有专人留守，严格执行交接班制度和查对制度，对病情变化、抢救经过、各种用药等要详细交接及记录，所有药品和空安瓿，须经两人核对后方可弃去。在抢救患者过程中，正确执行医嘱。在执行口头医嘱时，必须复述一遍，两人核对后方可执行；保留安瓿，核对无误后弃去。抢救结束6h内据实补写医嘱并签名。

4.密切观察病情变化，保持呼吸道和各种管道通畅，准确及时做好抢救记录，记录时间精确到分。

5.特别护理患者需做辅助检查时，必须有医护人员陪同。

6.认真做好患者的各项基础护理及生活护理。烦躁、昏迷及神志不清者，加床档和采取保护性约束，确保患者安全。

7.做好抢救后的清理、消毒、补充、物归原处及家属安抚工作。

8.抢救结束，医护人员及时书写抢救记录和小结，总结经验，促进工作。

第二节　护理行政管理制度

一、医德医风教育制度

1.定期在全院范围内开展医德医风教育，通过讲座、参观、影视资料观摩等形式，弘扬正气，倡导先进，努力塑造医务员工健康向上的职业风范。

2.把《枣庄市医院工作人员语言行为服务规范》等文件和材料，作为对广大医务人员进行医德教育的基本教材，定期组织学习，各科室组织实施。

3.把医德医风工作纳入日常考核以及年终评先之中，定期检查，有奖有罚，制定有关医德医风的奖惩规定。

4.利用职工大会、院周会、晨会等对职工进行医德医风教育，利用典型事例，教育职工发扬成绩，纠正缺点。

5.每年定期在新职工上岗前开展新职工岗前培训，把对新职工进行医德医风教育作为提高职工队伍整体素质的基础性工作。

6.各科室和部门可结合自身实际，定期开展医德医风教育。

二、护理部工作制度

1.根据医院工作计划，结合临床医疗和护理工作实际，定期拟定医院护理工作计划，经院长批准后，具体组织实施。

2.经常督促检查工作制度和护理技术操作常规及护理人员工作职责的贯彻执行，提高基础护理、危重患者的护理和整体护理质量。

3.合理计划和调配使用护理人员，做到护理任务和力量的基本平衡，加强对护士长工作的具体指导，充分发挥护士长的作用。组织护士长查房和各科之间定期交叉检查和不定期抽查。

4.负责全院护理人员的业务培训提高。开展业务知识的学习和操作技术的训练，统一常规技术的操作规程和定期考核。开展业余教育和举办短期学习班。加强护理工作的技术管理，开展护理工作的科研和技术革新活动。不断提高护理技术水平。

5.做好病房管理，达到环境整洁，安静、舒适安全、工作有序的要求。对患者进行住院指导和生活管理，搞好基础护理，合理控制陪护，积极创造条件，搞好病房设置规范化。

6.定期对各科（病房）常备药品、器械物品的领取、保管和使用情况进行检查。

7.了解或参加各科开展的新业务、新技术及危重患者的抢救。

8.经常深入科室了解实际情况，督促检查各项工作的落实，杜绝护理差错事故，减少护理差错的发生，分析护理工作质量，发现问题及时解决，并做好记录。定期向院长汇报工作，提出改进工作措施。

9.掌握全院护理人员的工作学习、思想情况，做好思想政治工作，关心护士生活。

10.建立本部门大事记。

三、护理人员会议制度

1.护士长会议 护理部总护士长定期召开护士长会议，每月召开一次工作讨论会，小结上个月工作，提出下个月的工作重点。特殊情况下，可临时召开会议。

2.全体护士会议 定期召开全院护士大会，每半年召开1～2次，由分管领导或护理部总护士长主持，请院领导参加，进行半年或全年工作总结，弘扬成绩，指出存在的问题，布置今后的护理工作任务和要求。

3.护理晨会 各科室护士长每天组织晨会，由护士长主持，夜班护士汇报前一天的护理工作情况，护士长传达上级会议精神，总结和安排护理工作，进行护理业务及教学提问等时间 不超过半h。总结上月护理工作，公布量化，评比情况，交流工作经验，提出存在的问题，讨论解 决办法，布置当月工作任务。

5.建立各会记录本，将会议主要内容及时做好记录。

四、护理质量管理委员会工作制度

1.护理质量管理委员会，在主管副院长指导下，由总护士长具体牵头并独立行使护理质量管理职责，全院护理人员参与和开展的日常工作，兼容质量管理与日常工作为一体的常设机构。

2.负责草拟、制定、修改和完善医院护理质量管理方案；负责检查落实护理质量管理的执行情况，按规定时间进行护理质量大检查和评比。

3.开展全院护理质量教育，努力增强护理人员的质量意识，树立“以患者为中心”的服务理念，加强各护理单元的规范化管理。

4.定期组织护理人员业务讲座、查房专题讨论，以及护理技能的培训、考试、考核。

5.认真调查研究，做好护理操作的质量分析，发现质量上存在的问题和隐患要及时处理并采取改进措施。

五、护理质量管理制度

护理质量是医院护理工作的集中表现，是衡量护理人员业务技术水平和护理管理水平的重要标志，护理质量的好坏直接影响到医疗质量和患者的安危。为了更好提高护理人员的工作责任心，全面提高全院护理质量，充分体现以“患者为中心，以质量为核心”的指导思想，特制定护理质量管理制度。

1.成立由分管院长、护理部总护士长、护士长组成的护理质量管理委员会，负责全面督导、检查。

2.负责制定各项质量检查标准，定期组织检查，发现问题及时反馈。

3.护理部及时召开质控会议，总结质量检查中存在的问题，分析原因，提出改进措施并反馈到全体护士。

4.实行护理部、护士长二级质量管理，护理部每月组织检查、每季全面检查，并有记录。

5.将质量检查结果及时反馈给当事人及科室，护理部全面总结后，以医院信息和护理质量改进回复书的形式反馈给相应科室。

6.科室根据存在问题和反馈意见进行改进，并以质量改进回复书的形式汇报护理部，以达到持续改进的目的。

7.护理工作质量检查结果作为科室进一步质量改进的参考及护士长管理考核重点。

8.加强护理信息管理，完善统一各项护理记录本，建立各种护理质量管理档。

9.护理部专人负责护理质量考核资料管理，定期将考评结果报院务会，并根据考核成绩与科室奖金和量化科室挂钩。

六、护理人员工作考评制度

1.护理部按《护理人员考评标准》每季度一次对护士长及各级护理人员的工作品德进行考评，考评方法：先自评，再由考试考评小组总评，按百分制计分，再由护理部过目后登入汇总表，以进一步督促护理人员的工作自觉性和主动性，分值作为年终考评参考。

2.每年终按优职、称职、基本称职、不称职对各级护理人员综合评定，作为骨干培养晋升的依据。

七、护士长夜间查房制度

夜查房：由全院护士长轮流参加。

1.护士长夜间值班时，行使护理部工作职权，负责检查指导全院护理工作。

2.值班者要履行职责，严肃认真，不漏岗，做到每夜有重点检查内容。

3.查房内容：了解各病房的工作量、重患者护理、陪护管理、环境管理、抢救物品的准备、值班护士掌握病情的程序和工作态度。

4.发现大问题逐条记录，次日向护理部汇报，必要时应及时纠正。遇到技术上的困难应及时指导，对病房共有的问题，提交护理部在护士长会议上讨论解决。

5.查房形式：凡参加夜间查房者，都必须按表格要求逐项填写，严格按检查项目进行检查。如发现问题则详细记录在有关栏目内，并按检查标准给予打分，次日将护士长夜间查岗记录本上交护理部。同时责成值班护士向所属病区护士长汇报，次日晨在交班时向全科人员传达检查情况，对所存在问题采取必要措施及时改正。

八、午夜、节假日护理质量督导制度

1.执行护士长夜查房制度。

2.由护理部主任、护士长组成督导组，对各科室进行不定期抽查。

3.加强中午班、大小夜班及节假日的督导力度，保证护理安全。

4.重点科室如急诊科、手术室、ICU等高风险科室要重点检查。

5.根据科室特点检查：人员在岗情况，抢救时药品、物品、器材的配备，抢救程序及措施落实，基础护理及服务质量的到位情况等。

6.督导过程中发现的问题要及时反馈，并以质量改进建议书的形式反馈到本科护士长，限期改正，达到持续改进的目的。

九、护理人员准入制度

1.从事临床护理工作的人员，必须遵守《中华人民共和国护士管理办法》。

2.护理人员必须持有效护士执业注册证上岗。

3.护理人员必须按规定注册，不得中断注册，每年继续医学教育学分不得低于25分（其中I类学分不少于5分）。

4.凡无注册证者，不允许从事临床护理工作。

十、急诊科及ICU护理人员准入及培训制度

（一）准入制度

1.具有中专以上正规护理专业毕业，取得护士执业证的护理人员。

2.热爱护理工作，能吃苦耐劳，爱岗敬业，具有良好职业道德和职业素质。

3.有三到五年以上的临床护理工作经验，在临床科室中理论业务知识及技术操作优秀者可确定为急诊科及ICU固定护士。

4.身体健康，仪表端正。

5.具有较扎实的基础理论知识、急救技术和技能。

（二）培训制度

1.所有急诊科/ICU护理人员需经急诊专科培训（市级），分批分期到上级医院急诊科/ICU培训三个月。

2.定期参加省急诊医学质控中心的短期培训或专题学习班。

3.积极开展自学和考试督导学习，进一步熟练掌握基本理论知识、急救技术和技能；具体要求：①熟悉解剖学、生理学、病理生理学、生物化学、临床药理学、微生物学、免疫学、急诊医学和预防医学等基本理论②经常阅读专业期刊，了解本专业的国内外现状和进展以及临床情况。③掌握心肺复苏术、昏迷、各种休克的抢救以 及各种急症创伤的处理原则等。④熟练使用洗胃机、呼吸机、心电监护仪等。

十一、护理人员紧急替代制度

1.因工作繁忙而人员紧缺时，护士长在本科内进行调配，及时替代。

2.若本科内不能解决，由护士长汇报护理部进行全院调配，及时替代。

3.所调人员应具备一定的工作能力。并完成替代科室的各项工作任务，保证护理质量。

4.在夜间或节假日值班时，值班人员因特殊原因不能继续工作，或遇有疑难操作不能完成时，要立即向护士长或护理部汇报，及时顶替完成工作任务。

十二、护理人员请假制度

1.护理人员因疾病不能正常上班，需问护士长请假（三天以内），超过三天需问分管院长请假，并开具病假证明。

2.护理人员需休公休假，探亲假时，需提前向护士长请假，并办理相应手续。

3.护理人员上班时间需离开工作岗位，需向护士长请假，告知去向并登记外出时间。

4.护理人员外出开会、学习需提前向护士长请假，并告知会议时间或行程。

5.护士长外出及休假，需向科主任及护理部和分管院长请假并做好登记。

十三、护理人员奖惩制度

（一）奖励制度

1.助人为乐，在社会上受到好评，为医院赢得荣誉。

2.见义勇为，为保护医院财产、病区安全及患者安全做出贡献。

3.服务态度好，经常受到患者、家属、周围同志及领导好评。

4.及时发现问题，有效地杜绝差错、事故、护理并发症及护理纠纷的发生。

5.认真带教，同学普遍反映好的。

6.带病坚持工作，主动加班加点，积极想办法为患者解决实际困难。

7.全年全勤，全年上夜班多于120天。

8.每年在正式期刊、报纸上发表专业文章，积极参与科研、著书成绩显著。

9.为医院或科室发展提出合理化建议，并采纳后产生一定效果的。

10.在市级以上单位活动中，团队精神好，为医院赢得荣誉者。凡符合以上内容之一者，均可酌情分别给予口头、通报表扬或奖金奖励等。

（二）惩戒制度（分为劝导—警告—停职—免职处罚）

1.有下列情况之一者给予劝导批评。

（1）上班浓妆艳抹、佩戴醒目首饰。

（2）违反护士仪表规范。

（3）在病房中扎堆聊天、大声说笑；工作时间干私活、看小说、睡觉；长时间打私人电话、聊天；迟到、早退、无故不按时交接班；上班使用电脑玩游戏。

（4）穿工作服到院外、食堂、会议室。

（5）对意外事故或重大事件未及时报告。

（6）在医院内争吵或辱骂，干扰医院正常秩序。

2.有下列情况之一者给予警告处分：

（1）未经许可在工作时间内擅离职守。

（2）散播错误的、恶意的信息或谣言。

（3）未按请假规定无故缺勤。

（4）违反公共道德或礼仪标准。

（5）护理人员在进行护理操作过程中违反操作规程。

（6）不服从调配。

（7）不能完成正常工作任务。

（8）临时送假条，致使护士长无法调班。

（9）不虚心接受批评、检查、指导。

（10）对上级交代的工作任务不按时完成。

3.有下列情况之一者给予停职检查处分：

（1）由于工作疏忽、责任心不强，发生护理差错、纠纷、护理并发症（缺陷）及发生上述情况后隐瞒不报。

（2）在护理操作过程中违反操作规程，给患者带来痛苦，给医院造成不良影响者。

4.有下列情况之一者给予免职处分：

（1）伪造医疗护理记录且情节严重；或私自将病历记录内容的信息透露给他人，造成不良后果。

（2）偷窃或有意毁损医院或他人的财物。

（3）工作期间自行注射麻醉药物或非法倒卖毒、麻、限、剧药。

（4）以任何方式殴打或伤害患者及他人。

（5）护理工作中出现严重过失，给医院造成不良影响或重大经济损失。

（6）拒绝主管及上级领导的指导或工作安排。

（7）值班时脱岗造成严重后果者。

（8）索要、接受患者或家属财、物，对医院声誉造成不良影响。

5.说明

（1）停职指暂停1周以上，停职期间停发劳务费。

（2）出现差错、事故而发生护理纠纷按医院规定给予处理绩效工资。

十四、新业务新技术准入管理制度

1.拟开展的新技术、新项目应符合国家的相关法律法规和各项规章制度

2.拟开展的新项目应具有科学性、有效性、安全性、创新性和效益性。

3.拟开展的新技术、新业务必须资质证件齐全，并提供加盖本单位印章的复印件备查；使用资质证件不齐的医疗仪器开展新项目，一律拒绝进入。

4.拟开展的新项目使用资质证件齐全的药品，并提供加盖单位印章的复印件备

查；使用资质证件不齐的药品开展新项目，一律不准进入。

十五、护理文件管理制度

1.各项护理文件书写要客观及时、准确、真实完整。

2.护理文件由病房护士长负责管理，护士长不在时，由办公室或值班护士负责管理。

3.病区护理文件摆放有序，病历中的各种表格均应排列整齐，不得撕毁、涂改或丢失，用后归还原处。

4.患者不得自行携带病历出科室，出院或死亡病历按规定顺序排列。

5.体温单、医嘱（长嘱、临时）护理记录单（一般、危重）手术护理记录单以及生命体征观察记录健康教育计划单等与医疗病志同时归档由病案室统一保存。

6.按《山东省医疗护理文书与规范》要求书写。

7.护士长应每周检查各种护理文书的书写质量1~2次，做好质控记录。

十六、护理制度实施登记制度

1.护理规章制度具有法规性和强制性，是护理人员必须严格执行和遵守的规定。

2.护理规章制度的实施对维护护理工作正常秩序，确保护理任务的完成，提高护理质量具有重要的作用。

3.护理规章制度的制定必须遵循科学性、实用性，相对稳定性的原则。

4.护理人员要熟悉规章制度的内容和要求，这是贯彻落实规章制度的基础。

5.贯彻落实规章制度要严格要求，严格管理。

6.严格执行护理工作中的各项登记制度。建立并实施交接班登记、医嘱查对、危重患者上报登记、护理事故差错缺点上报登记制度、皮肤压伤登记报告制度、输血登记、患者转科登记、医疗废物登记、一次性使用医疗器械销毁登记、抢救仪器设备 保养消毒灭菌登记、紫外线使用消毒登记、物体表面消毒登记、护理查房、会诊、病例讨论记录、修养员座谈记录、健康教育指导登记、新业务新技术准入登记等相关登记制度。

7.护理管理人员要加强监督检查规章制度的执行情况，发现问题、坚决予以纠正。

十七、差错事故管理制度

事故差错的分类及评定标准：

根据发生的原因分为两类：由于工作责任心不强而造成的责任事故；由于设备条件或技术水平的限制而造成的技术事故。根据其性质、后果的轻重不同分事故、严重差错、差错和缺点。

1.事故凡在护理工作中，由于不负责任，不遵守规章制度和技术操作规程、作风粗暴或业务不熟悉，而给患者带来严重痛苦，造成残废或死亡等不良后果者。

事故等级分类：

（1）一级事故：由于护理人员的过失，直接造成患者死亡。

（2）二级事故分类：造成患者残废，全部或部分丧失劳动能力者。

（3）三级事故：造成组织器官损伤并累及功能障碍；或因护理不当使病情加剧或一度恶化延长治疗日期，增加患者痛苦和负担者。

2.责任事故范围

（1）护理人员工作不负责任，交接班不认真，观察病情不细致，擅自离开工作岗位，以致失去抢救机会或造成严重后果者。

（2）不严格执行查对制度而打错针、发错药、输错血等造成不良后果；由于不负责任，护理不周到，发生严重烫伤、跌伤，以及三期压力性损伤者；昏迷躁动患者或无陪伴的小儿坠床，造成严重不良后果者。

（3）对疑难问题不会正确处理，但又不请示汇报，主观判断、盲目蛮干，造成不良后果者。

（4）因不认真执行消毒隔离制度，供应、使用的器械和敷料等物品不符合消毒要求，或不认真执行无菌操作规程，造成严重感染者。

（5）在助产工作中，由于不认真观察产程进展，或违反助产原则和操作规程，造成产妇、婴儿死亡或会阴三度撕裂伤者。

（6）手术中不严格执行清点制度，而将纱布、器械等物遗留在体内，造成不良后果者。

（7）不掌握医疗原则，滥用麻醉药品，造成严重后果者。

3.技术事故范围 凡在医疗工作中，尽最大努力，确因业务水平所限，发生治疗、护理等方面的原则性错误，造成不良后果者。

4.差错 凡在护理工作中，因责任心不强，粗枝大叶，不按规章制度办事或技术水平低等而发生差错，对患者产生直接或间接影响，延长治疗时间，影响治疗效果，增加患者痛苦，浪费国家财产，但无严重后果者为严重差错，无不良后果者为一般差错。

（1）错抄、漏抄医嘱而影响患者治疗者。

（2）错服、漏服、多服药、按给药时间延迟或提前给药超过2h者。

（3）错做或漏做滴眼药、滴鼻药、冷药敷等临床治疗者。

（4）误服、漏服、误发、漏发各种治疗饮食，对病情有一定影响者；手术患者应禁食而未禁食以致拖延治疗时间者。

（5）各种检查、手术、因漏做皮肤准备或皮肤划破多处，而影响手术及检查者。

（6）由于手术器械、敷料等准备不全，以致延误手术时间，但未造成不良不后者。

5.严重差错

（1）漏做药物过敏试验或做了过敏试验未即时观察结果又不再重作者；未做青霉素皮试而注入患者身体但未造成严重后果者。

（2）因护理不当，未尽责任，而造成Ⅱ度灼伤或Ⅱ度压力性损伤，短期治疗难以治愈者。

（3）抢救患者或对患者有心功能不全、严重脱水、各型休克、肺炎等患者，未按医嘱要求进行静脉推注药物或补充液体，影响疗效或引起明显副作用；静脉输液中液体渗入皮下，造成局部组织感染坏死，经治愈者。

（4）因查对不仔细，误将带有霉菌液注入静脉，未发生严重后果者。

（5）护理昏迷、躁动、小儿等患者，因管理不严，或不符合正常约束要求等原因所致坠床、造成软组织挫伤、经治而无功能障碍者。凡精神病发生自杀、自伤、伤人等行为时，工作人员虽有不足之处，但后果不严重者。

（6）分娩时婴儿牌挂错或出院时婴儿调错，但被纠正者；或婴儿性别写错引起意见，或产下畸形婴儿（如无肛门婴儿）在24h内未被发现。

（7）手术室不按规定清点手术器械、纱布等物品，将纱布、器械、棉片等遗留在创口或被检查器官中，经及时治疗和纠正后无严重后果者。

（8）因责任心不强，丢失重要标本，而贻误诊断，增加病员痛苦和经济负担，但未引起严重后果者。

6.事故、差错、错点登记报告制度

（1）各科室建立事故、差错登记本，由本人及时登记发生事故、差错的经过、原因、后果、护士长及时组织讨论总结。

（2）发生差错事故后，要积极采取抢救措施，以减少和消除由于差错而造成的不良后果。

（3）发生事故或严重差错后，责任者应立即向护士长报告，护士长在24h内口头或电话报告护理部，重大事故应立即报告护理部及科主任，责任者应在三天内提交有关事件的书面检查。

（4）发生事故或严重差错的有关各种记录、检验报告、造成事故的药品、器械均要妥善保管，不得擅自涂改或销毁，并保留患者的标本以备鉴定，

（5）差错事故发生后，按其性质与情节分别组织全科或全院有关人员进行讨论，以提高认识，吸取教训，改进工作，并确定事故性质，提出处理意见。

（6）发生差错事故的科室和个人，如不按规定报告，有意隐瞒，事故被领导或他人发现时，按情节轻重给予处分。

（7）为了弄清事情真相。应注意倾听当事人的意见，讨论时吸收本人参加，允许个人发表意见，决定处分时，领导应进行思想工作，以达到教育的目的。

（8）护理部应定期组织护士长分析差错事故发生的原因，并提出防范措施。

十八、住院病历管理制度

1.由病房护士长负责医疗文件的管理，护士长不在时，由主班护士负责管理，各班人员均需按管理要求执行。

2.住院期间的医疗文件要求存放有序，病历中各种表格均应排列整齐，不得撕毁、涂改或丢失，病历用后必须归还原处。

3.患者不得自行携带病历出科室，外出会诊或转院时带病历摘要，或医务部批准后患者可复印规定的病历部分。

4.护士长必须定期检查体温单、护理记录单等的书写质量。

5.患者出院或死亡后，病历次序按规定排列，及时送病案室保管。

6.住院期间，出院后病历拟列

十九、护理教学管理制度

1.护理部从思想上重视临床护理教学工作，在护士长会议上反复强调医院的职责及临床护理教学的重要性，落实临床教学任务，制定实习生守则及临床护理带教老师的职责。

2.加强医院科学化、规范化管理，为学生创造良好和谐的学习环境。

3.加强临床教学工作的组织和领导，完善教学管理系统，实行护理部、护士长带教老师三级负责制。护理部有专人分管带教工作，各科室推选一名有较高学历、理论水平高、技术操作娴熟、责任心强有传授知识能力、具有护师以上职称或高年资护师作为带教老师，保证带教老师的质和量。

4.护理部根据实习大纲要求，结合本院的具体情况，对实习科室做出合理安排。

5.明确实习科室临床教学管理任务：

（1）根据实习大纲要求，积极做好科内准备工作，迎接实习生。

（2）指定带教负责人及3～4名带教老师。

（3）依据实习大纲要求，制订本科切实可行教学计划。

（4）做好病区各项工作制度化、规范化、条理化、以规范化的作风影响并要求学生，杜绝差错事故发生。

（5）全面培养学生理论联系实际的能力，观察分析判断处理问题的能力及善于与患者沟通的能力，要求各科最低每2周一次小讲课，定期进行教学查房，充分调动学生主观能动性。

（6）培养学生热爱专业、乐于奉献的精神，严谨务实的工作态度，督促学生自觉遵守实习护生守则，严格进行基础知识、基本技能及专科知识的训练，能按护理程序对患者实施身心整体护理。

（7）积极向病员及家属宣传配合教学工作，使他们认识到配合教学是参加培养人才的需要，有带教老师的指导，一切都会对患者负责的。

（8）严格教学检查制度。护理部及科室（根据科室的实习时间）均应定期检查，抽考学生理论知识、工作能力、操作技能等，每一科实习结束均细致严格的出科考试（理论考试内容，各科室根据本科室特点自行规定），保证高质量完成计划。

（9）实习结束时，护士长、带教老师应从思想品德、劳动纪律、工作能力、理论知识、操作技能等方面实事求是地对学生进行评价鉴定。

6.建立教学联系制。护理部定期召开带教老师实习生座谈会，掌握实习进度，了解实习生的思想动态及教师对实习生的反映并及时与学校交流意见，以便改进教学工作，提高带教质量。

二十、各级护理人员培训制度

1.对新分配护士进行岗前教育，教育新同志爱院、爱护理专业，要求新同志基本掌握与护理工作有关的法律法规及医院的规章制度；未定科前，条件许可的情况 下各科轮转3月，（主要轮转内、外、妇、儿等科）尽快掌握基础护理常规、专科护理、生活护理及护理基本操作，工作一年后进行转正定级考核。

2.对转正后护士1～5年内，重点在临床护理工作能力的培养，提高正确书写护理交班记录、重危病情记录、口头接班表达能力。

3.护师：熟悉通晓掌握本专业理论知识，有时间争取参加论文交流或外出学习，并指导护生的带教工作。

4.主管护师：必须接受给护生上课及临床教学任务，指导病区临床工作，承担病区给护生的小讲课，帮助和指导护士、护师提高理论知识和临床操作技能。

5.各级护理人员按医院规定的要求均应参加一定时间的继续教育，所得的学分与晋升职称挂钩。

二十一、在职护士继续教育制度

（一）继续教育内容

1.复习巩固护理基本理论、基本知识、基本技能。

2.专科的医学和护理学知识、技能。

3.护理专业理论及临床教学、护理管理、护理科研等综合内容。

（二）继续教育的途径

1.病房有计划地组织讲课、查房和考核。

2.科内组织讲座和查房等。

3.院内外各种专业或相关专业的讲座、会议交流、学习班、研讨班等。

（三）继续教育安排

1.试用期护士的继续教育

（1）目标：具有良好的护士形象和行为，能独立完成临床护理中小组护士的工作。

（2）重点：①巩固专业思想，严格素质要求，加强护士素质培养。②与临床实践相结合抓好“三基”训练。③明确临床护理工作程序及责任护士工作职责。④学习专科护理理论和技能。⑤学习为患者做健康教育并实施整体护理。

（3）具体要求：①到医院报到时，接受护理部组织的入院教育和护士行为规范训练。②护士长结合每一位护士的情况，制定1年具体培训计划。③以小组护士工作为主，适当安排治疗工作，熟练掌握基础护理的知识和技能。④参加科内、院内的业务学习。⑤护士长每月考核和抽查护理知识和技能。⑥每季度考核各项基础护理操作，考试成绩需在85分以上。

2.护士阶段的继续教育

目标：能按要求独立完成科室各项护理工作，特别是专科护理的知识，逐渐达到护师水平。

毕业2～3年的护士：

（1）重点：①在熟练掌握基础知识和技能的基础上，进一步学习和熟练专科知识和技能（包括专科疾病知识、疾病护理要点、专科仪器使用、用药注意事项及常见不良反应等）。学习整体护理有关的理论和方法。②学习健康教育的原则和方法，充实教育内容，提高教育能力。

（2）具体安排：①积极参加科内、院内的业务学习，完成每年继续教育学分。侧重专科疾病的护理知识和技能，适当参与病房内小讨论和患者教育工作。②护士长定期考核，侧重专科护理知识和技能。

毕业4～6年护士：

（1）重点：①专科疾病护理知识和技能。②学习和熟练抢救技术及相关知识。③学习病房临床教学工作。

（2）具体安排：①参加科内、院内的业务学习，完成每年继续教育学分。侧重专科疾病的护理知识和技能，并参与病房授课和患者健康教育的组织和管理工作。②参与病房护生和低年资护士的带教。以自身良好的专业形象和正确的护理行为影响其他护士。③鼓励参加护理专业高等教育自学考试。

3.护师阶段的继续教育

（1）目标：承担专科危重患者的护理，能为患者提供整体护理。积极参与并组织病房内的抢救，成为病房的业务骨干并有意识地提高教育、管理及科研能力，逐步达到主管护师水平。

（2）重点：①危重患者护理中主要问题的研究。②抢救知识和技能及组织抢救的能力。③教学、管理、科研的综合能力。

（3）具体安排：①参加病房内、科内、院内的业务学习，完成每年继续教育学分。侧重专科、教学、管理等方面的内容。②参加病房和科内护理科研设计及论文写作。

③参与病房带教，表现突出者可选拔为病房带教老师。④鼓励参加护理专业高等教育自学考试，获得大专、本科及以上学历。

4.主管护师阶段的继续教育

(1)目标：具有护理专科、护理教学、护理管理的专项特长，承担病房或学校的教学工作。能够及时总结工作经验，开展护理科研，逐步达到副主任护师水平。

(2)具体安排：①侧重病房教学和管理工作。②参加科内、院内的业务学习，完成每年继续教育学分。③承担病房、学校等各种教学工作，并主持病室内患者教育工作。④主持病房内的护理科研工作。⑤每年至少有1篇文章或科研报告发表。

二十二、护士轮转计划

护理部根据医院护理工作情况及护理人员层次制定出在职护士、毕业生、聘用护士轮转计划。

1.在职护士根据护理工作情况每年4月份进行一次科室轮转。

2.毕业生培训时间五年。每年10月份进行一次科室轮转。

3.聘用护士根据科室护理工作情况进行轮转。

二十三、护士轮转要求

1.护理部根据医院护理工作情况及护理人员层次，对在职护士、毕业生、聘用护士进行有计划的科室轮转。

2.科室应按护理部制定的计划认真贯彻落实，安排中职或高年资护师担任带教工作。

3.科室应严格要求，严格训练，搞好基础护理、专科理论、专科护理技术的培训，注意作风养成，培养提高护士分析、思考、解决问题的能力。

4.轮转护士要服从工作分配，遵守科室管理，严格要求自己，认真执行各项规章制度和技术操作常规。

5.轮转护士要认真履行岗位职责，工作认真负责，虚心求教，善钻好学，尽快提高自己的专科护理水平。

二十四、临床护理健康教育的基本内容

1.为患者及家属准确、恰当地提供相关的一般公共卫生知识，如传染病患者不要乱跑；呼吸系统疾病患者不要吸烟，以及宣传有关预防医院内感染的重要性。

2.帮助患者了解其疾病的病因，合理安排饮食、休息和睡眠，合理用药，掌握适当的活动量，如何配合某些特殊检查等。

3.指导患者及家属如何减少影响健康的种种因素及防止并发症的发生。如对一位将接受手术的患者，护理人员应在术前告诉患者及家属拟做哪些手术前的准备工作，麻醉苏醒后会有什么感觉，应采取哪些措施减轻疼痛或不适，应注意哪些问题以防止手术后并发症的发生等。

4.心理卫生教育。

5.指导患者及家属住院期间及出院后的康复医疗知识以及预防旧病复发的有关知识。

以上内容，护理人员应根据患者在疾病不同阶段的需求进行指导，而不是局限于入院介绍或出院指导时进行。也就是说，对患者进行健康教育应贯穿于临床护理的全过程，在现代护理观的指导下，充分利用医院这种特殊环境有针对性地实施健康教育。

二十五、病房健康教育工作制度

1.个别指导 内容包括医院规章制度（如查房时间、探视制度、陪床制度、膳食制度、作息时间等）病室环境及设施使用，贵重物品的保管及安全注意事项，相关疾病知识宣教（相关检查、治疗、用药知识介绍指导，术前宣教、术后指导、出院患者健康指导等），一般卫生知识，如个人卫生、公共卫生、饮食卫生、常见病、多发病、季节性传染病的防治知识，简单的急救知识、妇幼卫生、婴儿保健、计划生育等。可在护理患者时，结合病情，家庭情况和生活条件做具体指导。

2.集体讲解 确定主题。门诊利用患者候诊时间，病房则根据工作情况与患者作息制度选定时间进行集体讲解，还可结合示范，配合幻灯、模型等，以加深印象。

3.文字宣传 利用黑板报、宣传栏编写短文、图画或诗词等，标题要醒目，内容要通俗。

4.卫生展览 如图片或实物展览，内容定期更换。

5.视听宣教 利用幻灯、录像、广播等视听设备在候诊大厅及住院患者活动区域进行宣教。

二十六、护理人员外出参加培训、学术会议有关规定

1.医院支持护理人员参加中华护理学会、山东省护理学会、枣庄市护理学会及有关专业学术会议。对各类公司、杂志社举办的学术会议原则上不予批准，如愿参加者

费用和时间自理。

2.护理人员参加学术会议或向会议投递论文，由医院出具证明信或加盖公章。

3.凡参加学术活动的人员，会前做好认真准备，会议期间全身心投入，认真学习和交流，会后将参会体会及改进本院护理工作的建议、论文证书及学分证的复印件上交护理部。

4.凡经医院同意参加的学术会议，会务费、路费及住宿费由院方报销（路费及住宿费按医院财务规定执行）。

5.参加会议的时间（包括路途及会议时间，周六、周日计算在内），启程前，向院里说明离院及返院的时间。

6.会后认真组织资料，回院后由护理部组织，选择日期全院进行交流、学习。

二十七、实习生管理规定

1.护理部及各护理单元管理者，应高度重视护生带教工作，以高尚的职业责任感，带教出优秀的护理专业职业者。

2.各护理单元要选拔具有良好职业道德，综合素质规范，专业知识扎实，工作效率高的高水准护师以上人员担任带教工作，各科要有相应的带教负责人。

3.在学生入科前由护理部对护士进行入岗前教育及仪表行为规范训练，各实习病房要认真对入科的护生进行环境、规章制度、班次、专科特点介绍，使学生了解熟悉工作环境。

4.学生实习期间，科室带教护师要认真带教，按照教学大纲完成带教任务，组织完成教学查房，病案讨论，临床讲座，出科考试。

5.加强对学生的专科护理知识及动手能力的培养，结合具体病例巩固认识疾病相关知识和操作技能，培养学生独立思考和发现、解决问题的能力。

6.对实习护生要严格管理，保证护理安全，特别护理技术操作，要在学生实习二个月后依具体情况，让护生操作，带教护师要保证对所有护生放手不放眼，不可独立操作。

7.加强对护生劳动纪律的管理，爱护关心学生，提高护生的自我管理能力，有异常情况及时与护理部、学院联系，保证护生实习期间生命安全。

二十八、护理人员“三基”考核制度

1.加强对护理人员知识更新、增强技术水平意识的思想教育，变被动学习为主动学习。

2.制定对各级各类护理人员的培训计划及目标，定期考核使之达标。

3.将考核成绩记入技术档案，理论≥80分，操作≥85分。

4.要求不同层次的护理人员按照护理部制定的培训目标和计划完成当年的学分及“三基”考核。

5.护理人员要按照护理部要求按时参加各类培训班及学习班，记入当年继续教育学分。

二十九、护士长工作量化考核制度

1.为规范护理管理，提高护士长的管理水平，逐步提高护理队伍的整体素质和护理质量，根据医院的要求对全院护士长的工作每月实行量化考核，内容包括整体要求和业务技术管理要求。

2.工作质量标准基分为20分，民主评议30分，工作量30分，奖罚20分共100分，按量化考核标准每月量化打分，由政工科汇总，年终按分配名额依高分到低分顺序排定，评选出星级护士长。

3.医院成立量化考核小组，由业务院长、医务科、护理部人员组成，采取定期检查与不定期检查相结合的方式进行，保证考核结果的客观真实。

4.对考核成绩及考核中存在的问题，在护士长每月质量工作会议上公布，针对存在问题帮助护士长寻找原因并采取整改措施，规范护理管理，逐步提高护士长管理水平。

第三节　临床护理工作制度

一、消毒隔离制度

1.护理人员上班时衣帽整洁。

2.护理、治疗前后均应洗手，必要时用消毒液浸泡。

3.无菌操作时要严格遵守无菌操作规程。无菌器械、容器、器械盘、敷料罐、持物钳要定期灭菌与更换消毒液。注射时做到一人一针一筒。

4.房定期通风换气、定期空气消毒、地面湿擦，床、床头桌椅每日湿擦，抹布应专用，用后消毒。

5.被褥定期更换，脏被褥应放固定处，不随地乱丢，不在病房清点。

6.各种器械用具，使用后均需消毒，药杯、餐具必须消毒后使用，便器应每次用后清洗消毒。

7.脏器移植的手术患者和有强烈传染性的患者，应安置在单独病室，病室应事先消毒。

8.对出院患者，必须做好终末消毒。床、桌、椅等应用消毒液擦拭，床垫、被褥洗晒消毒。

9.传染患者按常规隔离，患者的排泄物和用过的物品要进行消毒处理，未经消毒的物品不许带出病房，也不得给他人使用，患者用过的被服应消毒后再交洗衣房清洗。

10.传染病房按病情分区隔离，工作人员进出污染区要穿隔离衣，接触不同病种时更换隔离衣并洗手，离开污染区时，脱去隔离衣。

11.住院传染患者应在指定范围活动，不得互串病房和外出，到其他科诊疗时要做好消毒隔离工作，出院、转院及死亡后应进行终末消毒。

12.对受厌氧菌、绿脓杆菌等特殊感染的患者应严格消毒，被接触过的器械、被服、病室都要严格消毒处理，用过的敷料应焚烧。

13.进入治疗室、换药室应衣帽整洁并戴口罩，私人物品不准带入室内。

14.治疗室与换药室应每天通风换气，地面、桌椅用消毒液擦洗，每日用紫外线灯空气消毒或用消毒剂喷雾消毒，每周彻底大扫除1次，每月做细菌培养1次。

15.定期检查无菌物品是否过期，用过物品与未用过物品应严格隔开，并需有明显的标记。

16.治疗室抹布、拖把等用具应专用。

17.换药车上的用物要定期更换和灭菌；换药用具应先消毒处理，然后再进行消毒。

二、物品药品、器材管理制度

1.一般护理制度

（1）护士长全面负责物品、药品、器材的领取、保管、报损工作，并建立账目，物品分类保管，定期检查，做到账物相符。

（2）在护士长领导下，各类物品要指定专人管理。常用物品每天清查核对，一般物品每周核对，每月清点，每半年与保管部门总核对一次，如有不符，应查明原因。

（3）凡因不负责任或违反操作规程而损坏物品者，应根据医院制度进行赔偿。

（4）掌握各类物品的性能，注意保养，防止生锈、霉烂、虫蛀等现象，并提高使用率。

（5）借出物品必须办理登记手续，经手人要签名，重要物品经护士长同意方可借出，抢救器材一律不外借。

（6）护士长调动时，必须办好移交手续，交接双方要共同清点物品并签字。

2.被服管理制度

（1）各病房根据床位数确定被服基数，做到每班交接清点、核对，如被服数与基数不符，必须立即查明原因。

（2）患者入院时，值班护士应介绍被服管理制度，以取得患者的协助。

（三）患者出院时，值班护士应将被服点清、收回。

（3）脏被单、衣服清洗时应与洗衣房人员当面清点。

（4）按季节向总被服库房交回和领取被服。

3.器材管理制度

（1）医疗器械由治疗护士负责保管，每班要认真交接，定期检查，保证性能良好。

（2）使用医疗器械时，必须了解器械的性能及保养方法，严格遵守操作规程，用后清洁处理或消毒后归还原处。

（3）精密仪器必须指定专人负责保管，经常保持仪器清洁干燥，用后保管者要检查性能并签字。

4.药品管理制度

（1）病房的药品，根据病种保持一定数量，只供住院和急症患者按医嘱使用，任何人不得私自拿取。

（2）小药柜应指定专人负责管理，负责药品领取、供应和保管工作。

（3）定期清点检查药品，防止积压变质，如发现沉淀、变色、过期、药瓶标签与瓶内药品不符，标签模糊或经涂改者，不得使用，并报药剂科处理。

（4）抢救药品应全院统一编号排列，定位存放，保证随时取用。抢救车上的抢救药品必须在专用抽屉存放、加锁，并保持一定基数，每日检查。

（5）患者个人的贵重药品，应写明床号、姓名，单独存放，不用时及时退回。

（6）病区药房人员要督促检查病房的药柜，核对药品种类、数量，检查有否存放过多、缺少、过期、变质等现象，以及毒、麻、剧药的管理是否符合规定。

（7）按药剂科要求，对毒麻、限剧品、贵重药品进行保管。毒麻药应建立登记本，保持一定的数量，设专用抽屉存放并加锁，每日交接班时清点，按医嘱使用后，由医生开专门处方向药房领取。

三、饮食管理制度

患者饮食是治疗的一部分，除药物治疗外，还必须有合理的饮食，以适应机体的需要和营养的补充，增强机体的抵抗力，促进组织的修复，从而提高治愈率。

1.患者的饮食种类由医生根据病情决定。开写医嘱或更改医嘱后，护士应及时通知营养室，并做好饮食标志。

2.开饭前停止一般治疗，对卧床患者要给便器、洗手、安排卧位，供给床上饭桌。室内应清洁、整齐、空气新鲜，以增进患者食欲。

3.开饭时工作人员应洗手、戴口罩，保持衣帽整洁并严格执行查对制度。

4.冬季的饮食应注意其保暖，由护士和配膳员一同将饭菜送到患者床边，保证患者吃到热饭菜。

5.患者家属送来的食物，经护士同意后患者方可食用。

6.食具要每餐消毒。传染患者的餐具用后经初步单独消毒清洗后再行煮沸消毒。

7.观察患者进食情况，注意饮食习惯，对食欲不振的患者适当鼓励进食，以增加营养，并随时征求患者意见，及时和营养室取得联系。

8.向患者说明饮食治疗的目的，对禁忌和限制的食品要劝阻食用。

9.凡住院患者，其床头牌上均应有饮食标志，禁食患者的饮食牌上或床尾设有醒目标志，并告诉患者禁食的原因和时限。

四、患者出入院及转科制度

1.入院制度

（1）入院患者需持门诊或急诊医生签发的入院证，按制度办理入院手续。急诊患者根据需要可由急诊室工作人员送入病房。

（2）病房护士准备床位及用物，对急诊手术或危重患者，需立即做好抢救的准备工作。

（3）如系急诊人员送入者病房护士应与护送者做好交接工作，并主动热情接患者，向患者介绍住院规则和有关病房制度，协助患者熟悉环境。护士应主动了解病情和患者的心理状态、生活习惯等，及时测量体温、脉搏、血压和呼吸。

（4）通知医生检查患者，并及时执行医嘱。

2.出院制度

（1）护士应将医生决定的出院日期预先通知患者及家属。

（2）护理人员应根据医嘱办理出院手续。

（3）取得出院结清账单后，协助患者整理物品，收回医院用物，将出院带药交给患者，并讲明方法。

（4）做好出院前的卫生宣教，告知注意事项。征求患者对医院的意见，并送患者到车上或科室外。

（5）清理病床单位用物，注销各种卡片，并整理病历。

3.转科

（1）患者需转治疗时，由经治医师填写会诊单，值班护士按时送至会诊科室，当会诊科室同意转科时，方可办理转科手续，同时报住院。

（2）转出科医师下达转科医嘱，书写转科记录，值班护士按规定要求整理病历，注销各种治疗、护理，取下一览表登记卡、床卡、携带病历、X线片等病案至患者转入科室，与值班护士交代病情及治疗情况，重患者当面交清病情，检查各管道是否畅通，皮肤有无压伤，及时通知有关医师接诊。

（3）转入科医师按新入院患者检诊规定书写转入记录。值班护士向患者详细介绍病区环境和住院规则，遵医嘱执行各项护理。

五、患者安全转运制度

1.患者转运包括所有患者从原来楼层或部门通过推床、轮椅等转运到其他部门。

2.一般患者转运须有护士或医院内其他人员陪同。

3.除患者责任护士以外的工作人员在转运患者前（包括患者去其他科室检查），须先通知责护。检查科室在检查过程中对该患者安全负责。

4.护士长、责任护士有权决定转运工具（包括约束带的使用），按患者病情安排人员护送。（除医生特殊医嘱外）

5.危重患者（手术患者）转运前护士应协同医生稳定患者病情，清空各引流管，妥善固定各种管道，确保患者各项指征能在一定时间内维持平稳方可转运。

6.危重患者（手术患者）转运前，根据病情通知接收部门准备各种仪器和抢救药物，并通告电梯等候，一切就绪后方可转出，以免耽误病情。

7.危重（躁动）患者转运前医护人员应向患者及家属做好解释、交代工作。

8.负责转运危重患者的医护人员要具有一定的临床经验，转运途中（或检查时），护士严密观察患者的生命体征和病情变化，关注管道是否正常和随身的各种仪器的工作情况。

9.转运过程中，患者一旦出现意外情况，遵医嘱利用随身携带的仪器、物品和药品进行就地抢救，并在事后及时补记病情变化和抢救过程。

10.转运后应向接诊人员详细交接。

六、患者住院制度

1.住院患者应遵守住院规则，听从医务人员的指导，与医务人员密切合作，服从治疗和护理。

2.住院患者应遵守病房作息时间，经常保持室内外环境整洁安静，不随地吐痰，不往窗外倒水，不在室内丢果皮、吸烟和喧哗。

3.住院患者的饮食应遵守医嘱，由营养室配膳供应，外面带来的食物需经医生或护士同意方可食用。病员饮食应按疾病需要，由医嘱规定，分类饮食未经医生或护士同意不得任意更改。

4.住院患者不得自行邀请院外科医生会诊，不得向医生提出不合理的治疗要求或指名要药，也不得随意到院外购药服用。

5.住院患者未经许可，不得进入诊疗办公室，不得翻阅病案及其他有关医疗记录。

6.住院患者不得随意外出，遇有特殊情况须经医生批准方可离去。

7.住院患者应爱护公物，如有损坏应照价赔偿，儿科患者损坏公物可酌情处理。

8.住址较远患者可携带必需生活用品，其他物品不准带入病房，贵重物品除手表外，一律请家属带回。

9.为了避免交叉感染，病员不可乱串病房或自行调换床位，非探望时间不许会客，上午医疗查房时不可外出，在医生查房时不高声谈话。

10.患者可随时对医院工作提出意见，帮助医院改进工作。

11.病员如有不遵守规则或违反纪律者，院方应给予劝阻教育，必要时可通知家属或单位。

七、病房清洁卫生制度

1.病房要经常保持清洁整齐，要求四壁无尘，窗明几净、地面无痰迹、污物、墙壁不乱钉钉子，不乱拉线，不乱贴纸条。

2.保持病房空气流通，大、小便器随时洗刷，痰盂，废物桶和垃圾及时处理，而厕所定时洗扫，无臭气，保持清洁卫生。

3.病房内工作安排要科学化，先铺床、再拖地、后治疗。

4.不准随地吐痰，乱丢果皮，纸屑，严禁在医疗用房内抽烟。

5.保持病员个人清洁卫生，一般患者每周个人卫生清洁一次并换被服衣服一次，为危重患者擦身、修剪指甲。

6.有健全的卫生清扫，发动科室医、护、工，共同搞好室内外卫生。

八、探视陪住制度

1.按规定时间探视病员，每次探视领取探视证（牌），一次探视不超过两人，学龄前儿童不得带入病房，探视时须遵守有关规定；对外地或特殊情况下的探视者，可在适当时间予以安排；如病情不宜探视，医护人员须做好解释工作。危重病员的家属持病危探视证可随时探视，如病情不宜探视，医护人员应加以劝阻。

2.严格控制陪伴，住院病员因病情需要陪伴者，经医师或护士长批准签发陪伴证。病房陪伴率不得超过5%。传染病，精神患者不得陪伴。

3.查房及治疗时间，陪伴人员应主动离开病房，如需了解病情，待查房结束后向医护人员询问。

4.陪伴和探视人员须听从医务人员指导，应遵守病房制度，保持病房整洁、安静、不准吸烟，不往窗口倒水，不乱丢果壳，不高声谈话或睡在病床上，不乱闯病房或进入办公室翻阅病历，不谈论有碍患者健康和治疗的事，未经允许不得请院外医师会诊和私自给患者用药。

5.陪伴或探视人员爱护公物，节约水电，如有损坏需按制度赔偿。

九、标本送检制度

1.检验单上各种项目如姓名、性别、年龄、病区、床号、住院号、临床诊断、标本名称、送验项目及送验时间等，均应逐项填写清楚正确，并由送验医师或护士签名。

2.如确因急需检验，应在申请单右角加注“急”字。

3.检验标本送验时，应将检验单上的联号标签贴于标本盛器上。

4.各种标本的数量与质量均应符合检验要求。

5.各种标本应于上班后集中留送，以便集中检验，急者例外。

6.送检标本，要做好登记，并由接收科室签名。

十、住院患者外出管理制度

1.患者住院期间未经医生许可不得私自外出。

2.住院患者外出须经医生批准，护士在体温单上相应时间内写“离院”二字，并记录在护理记录栏内。外出期间如发生病情变化或其他意外一律由该患者本人负责。

3.住院患者外出之前护士交代注意事项，将服用药物交给患者。

4.住院患者外出期间不得将机密文件、贵重物品及现金放在病房，否则后果一律由患者本人负责。

5.住院患者外出期间，如有身体不适必须及时返回医院住院治疗。

6.外出患者应按时返院。

十一、执行医嘱制度

1.护士应遵医嘱为患者实施各种治疗和护理。

2.值班护士必须认真阅读医嘱内容，并确认患者姓名、床号、药名、剂量、次数、用法和时间，填写各种执行卡。

3.执行者应根据执行卡内容严格执行“三查七对”

4.除抢救患者外，一般不执行口头医嘱。

5.抢救患者时对医生下达的口头医嘱，护士应复述一遍确认无误后再执行，并监督医生补开医嘱。

6.对有疑问的医嘱问清后再执行。

7.护士每班要查对医嘱，每周由护士长组织查对一次，做好查对记录。

十二、危重患者抢救配合制度

1.对危重病员的抢救，必须明确分工，紧密配合，积极救治，严密观察，详细记录。抢救结束后，要认真总结经验。

2.各临床科室应设急救室或监护室，药品、器材放于固定位置，指定专人保管，定期检查，经常保持完备。

3.急救室或监护室内应有常见危重急症的抢救预案，医务人员应熟练掌握抢救技术和仪器的使用。

4.严密观察病情，记录要及时、详细，用药处置要准确，对危重患者应就地抢救，待病情稳定后方可搬动。

5.日夜应有专人留守，严格执行交接班制度和查对制度。对病情变化、抢救过程、各种用药要详细交接及记录。所有药品的空安瓿，须经两人核对方可弃去，口头医嘱在执行时，应加以复核。

6.及时与患者家属及单位联系，凡涉及法律、民事纠纷的患者，在积极救治的同时，应及时向有关部门报告。

十三、用药后观察制度

1.护士应熟练掌握常用药物的疗效和不良反应。

2.对易发生过敏的药物或特殊用药应密切观察，如有过敏、中毒反应立即停止用药，并报告医生，必要时做好记录、封存及检验等工作。

3.应用化疗药物时，密切观察用药效果和不良反应，及时处理，确保用药安全。

4.定时巡视病房，根据病情和药物性质调整输液滴速，观察有无发热、皮疹、恶心、呕吐等不良反应，发现异常及时通知医生进行处理。

5.做好患者的用药指导，使其了解药物的一般作用和不良反应，指导正确用药和应注意的问题

6.护士长要随时检查各班工作，注意巡视病房，发现问题及时处理。

十四、安全用药管理制度

1.遵医嘱及时准确用药。

2.用药要严格执行“三查七对”，准确掌握给药剂量、浓度方法和时间。必要时患者（或家属）参与确认。

3.口服药按时发放给患者，看服到口。

4.注射药物须两人核对；静脉用药应在药瓶上注明患者姓名、床号、药物名称和剂量，注明加药者姓名和时间，由另外一名护士核对并签名后方可应用于患者。

十五、剧、毒、麻、高危险药品管理制度

1.剧、毒、麻、高危险药品专人保管，数量固定，班班交接并签名。

2.病房毒、麻药品只能供应住院患者按医嘱使用，其他人员不得私自取用、

借用。

3.使用毒、麻药品时，应登记并及时补充。

4.毒麻药品必须用专用处方开具，项目填写齐全，字迹清晰，医生签全名。

5.毒、麻药品要定期检查，如出现变质、过期应及时更换。

6.建立毒、麻药品使用登记本，注明患者姓名、床号、使用药名、剂量、使用日期、时间，并签字。

十六、病房器械管理制度

1.医疗器械由治疗护士负责保管，每班要认真交接，定期检查，保证性能良好。

2.使用医疗器械时，必须了解器械的性能及保养方法，严格遵守操作规程，用后清洁处理或消毒后归还原处。

3.精密仪器必须指定专人负责保管，经常保持仪器清洁干燥，用后保管者要检查性能并签字。

十七、无菌技术操作原则

1.无菌操作环境应清洁、宽敞，操作前半h须停止扫地、更换床单等工作，避免人群流动，尘埃飞扬。

2.无菌操作前，工作人员要穿戴整洁，帽子须遮全头发，口罩须盖住口鼻。最好用一次性口罩，纱布口罩应以6—8层纱布缝制，宽14cm，长16—18cm，带长30cm，一般情况下，纱布口罩应每4~8h更换，但一经潮湿细菌易于穿透，应立即更换。刷洗双手，必要时修剪指甲。

3.无菌物品必须与非无菌物品分开放置且有明确标识。无菌物品不可暴露于空气中，应存放于无菌包或无菌容器中。无菌包外需标明物品名称、灭菌日期，按失效期先后顺序摆放。无菌包的有效期一般为7天，过期或受潮应重新灭菌。

4.进行无菌技术操作时，应首先明确无菌区和非无菌区。凡经过灭菌而未被污染的区域称无菌区，如已铺了的无菌盘内面，已消毒的手术野和穿刺部位等。

5.进行无菌操作时，操作者身体应与无菌区保持一定距离；取放无菌物品时，应面向无菌区；取用无菌物品时应使用无菌持物钳；手臂应保持在腰部或治疗台面以上，不可逾越无菌区，手不可接触无菌物。避免面对无菌区谈笑、咳嗽、打喷嚏。用物疑有或已被污染应予更换并重新灭菌。

6.一套无菌物品只供一位患者使用，以防交叉感染。

十八、应用保护性约束告知制度

1. 根据病情对患者实施保护性约束，如有创通气、各类插管、引流管，有精神、神志障碍，治疗不配合等。

2.通知家属，说明目的和必要性，取得家属的理解和配合。

3.对清醒患者需实施保护性约束时，应向患者讲清保护性约束的必要性，取得患者的配合。

4.对昏迷或精神障碍患者，先向家属讲清必要性，取得家属的理解和配合后实施强制性约束，以保证患者的医疗安全。

5.注意做好约束处皮肤的护理，防止不必要的损伤。

6.对昏迷或精神障碍患者，若家属不同意保护性约束则需要签字注明，由此发生的意外后果自负。

十九、病区医用冰箱管理规定

1.冰箱要设专人管理，每周由药房护士负责冰箱的清洁除霜。

2. 冰箱内药物、试剂等用品要分类、放置有序，药品标签清楚，定期进行清查点、检查，贵重药品要登记。

冰箱内物品要做到无过期、无脏潮、无霉点及无丢失。

4.冰箱内禁存私人物品。

5.需低温保存配制好的液体，有效期不超过24h，如肝素封原液、青霉素片试液，应注明药物名称，配制时间、责任者。

6.抽吸好的针剂，需低温保存，应放在铺好的无菌盘中，注明床号、姓名、药品、有效时间，做好交接班。

7.若有血标本、病理标本应封存保存，防止倾倒污染其他物品，做好交接班及时送检。

8.冰箱内严禁放置痰标本、便标本和易燃、易爆等危险品。

第三章　患者入院及出院的护理

经门诊或首诊医生初步诊断后，认为需要住院观察、检查和治疗的患者，由医生填写住院证，患者或家属持住院证到住院处办理入院手续。做好患者入、出院的护理工作是将整体护理原则贯穿于始终，也是满足患者身心需要的具体体现。它有利于组织、指导患者适应医院环境，积极配合治疗，从而缩短病程，促进康复。

第一节　患者入院护理

患者入院护理包括住院处护理和患者入病区后的初步护理两部分。

一、住院处的护理

门诊住院处是医院文明服务的窗口，工作人员对患者及家属应亲切接待，热情服务，给患者留下良好的第一印象，以愉快的心情接受检诊治疗。使患者解除顾虑与恐惧心理，消除陌生感。

（一）办理入院手续

凭住院证到住院处办理入院手续，应详细填写有关登记表格以便日后查询。住院安排床位后，应电话通知病房值班护士，做好迎接新患者的准备。

（二）卫生处置

住院处要根据患者的病情，妥善安排其理发、沐浴、更衣、剪指（趾）甲等必要 的卫生处置（危重、分娩、体质虚弱者除外）。传染病或疑传染病者则应在隔离室处置。

（三）护送患者入病室

由专人陪送患者至病房。能步行者可扶助步行，不能行走者视病情用轮椅或平车护送。如系重症患者在护送途中应注意保暖，不中断输液或给氧。护送外伤者应注意使其卧位，保证安全。送至病房后，应向病区值班护士当面交代患者病情及物品。

二、患者入病区后的初步护理

（一）一般患者入院后的初步护理

1.准备病床单位及用物 接住院处通知后，值班护士应立即根据病情需要安排床位。危重者安置在岌岌可危病室，传染病患者应安置在隔离室以便抢救或隔离。备齐患者所需用物，如热水瓶、痰杯、面盆等。

2.迎接新病员 值班护士应诚挚热情地接待患者，使之感到宾至如归的温馨，方便且舒适。

3.填写住院病历和有关护理表格

（1）填写入院登记、诊断小牌（挂一览表上）床头卡（置于床尾牌内）。

（2）填写体温单元栏各项目。

（3）按入院病历排列顺序，夹在病历夹内

（4）常规测量生命体征及体重。体温、脉搏、呼吸，一般患者每日测量二次；

体温正常者三天后改为每日一次至出院。发热者每日测量四次，体温超过38.5℃者，每4h测量一次

4.报告医生，必要时协助查体，及时执行医嘱。通知营养室准备膳食，按“分级护理”要求护理患者。

5.填写“责任制护理”入院记录 了解患者身心需要，耐心听取并解答患者的咨询。在24h内完成护理入院记录。必要时制订护理计划。

6.介绍病区环境、住院规则及有关制度，指导患者尽快适应患者角色，遵守住院规则与探视制度；了解自己的经治医生、护士；指导其留取常规检验标本的方法。

7.密切观察病情，掌握动态变化情况，及时配合治疗或协助抢救。

（二）急症、重危患者的入院初步护理

1.护士接到入院通知后，应尽快准备抢救室的床单位，备齐急救药品、设备器材及用物，并通知医生。

2.患者进入病室应立即测量体温、脉搏、呼吸、血压、积极配合医生进行抢救，并做好护理记录。

3.在医生没有到位之前，护士应根据病情及时给氧、吸痰、止血，以赢得宝贵的抢救时间。

4.昏迷患者或婴幼儿患者，须暂留陪送人员，以便询问了解病史。

（三）分级护理

分级护理是指根据患者病情的轻重缓急，拟定相应的护理要求，有利于护理质量的提高。除危重患者设有特别护理外，等级护理分一、二、三级。

1.特别护理 凡各种复杂的大手术，严重外伤，脑外伤，病危等，应设专人负责24h护理，谓之特别护理。

护理要求：根据病情制定护理计划，严密观察病情及生命体征变化；保持水、电解质平衡，准确记录液体出入量；备齐急救药品、器材以应急需；认真细致地做好皮肤、口腔护理，满足患者生理、心理需求，严防并发症；避免有害因子的刺激，确保患者安全。

2.一、二、三级护理的病情依据和临床护理要求见表3－1。

表3－1分级护理

	一级	二级	三级
病情依据	1.病重需要严格卧床休息。	1.重病后恢复期，仍应卧床休息者。	1.轻症、慢性患者
	2.各种原因所致的急性失血及内出血。	2.大手术后病情稳定而身体仍虚弱者	2.手术前检查准备阶段
	3.各种大手术后	3.年老体弱或慢性功能障碍不宜活动者	3.各种疾病及手术后恢复期
	4.高热、昏迷、中毒、肝肾功能衰竭患者	4.骨牵引、瘫痪、生活不能自理者	4.正常孕妇或产妇
	5.子痫、惊厥、早产儿		
	6.特殊治疗期		
临床护理要求	1.严格卧床休息，协助各种生活需要	1.保持卧床休息，患者可在床上坐起或在室内适当活动	1.可适当活动，生活自理
	2.加强身、心两方面的护理措施	2.协助调理生活	2.每日巡视3～4次
	3.定期监测体温、脉搏、呼吸、血压，每日4次	3.加强基础护理，可由患者自理或协助进行	3.了解患者的治疗疗效果、情绪和 精神状态

续表

临床护理要求	4.加强基础护理，口腔护理每日2～4次，皮肤护理定时翻身、擦背、拍背、预防压力性损伤及并发症	4.每2～4h巡视一次	4.给予一般卫生及防病指导
	5.每15～30min巡视一次		
	6.注意特殊药物治疗效果及反应		
	7.如病情危急可指派专人24h护理		

第二节　患者出院护理

医生决定患者出院日期，要通知患者或家属、单位，做好准备。由医生开出院医嘱填写出院通知单，家属或患者可持出院通知单到住院处办理出院手续。

一、出院前的护理

护士根据出院医嘱协助患者办理出院手续

1.停止患者的一切长期治疗护理医嘱，注销治疗卡和各种执行单治疗单、服务药单上的床号、姓名、药物名称等项目（用红笔画去），注明出院日期，撤去论断小卡。在入院登记本上填写出院日期。

2.嘱患者到住院处结账后，将出院通知单送交病房护士，证明出院手续办齐，取出寄存的物品。

3.进行出院指导，交代康复期注意事项。如饮食调理、康复治疗、定期复查、卫生习惯等，并征求对医院工作的意见，热情送别患者出院。

4.整理病历及有关医疗文件，以便及时归档。

二、出院后的护理

1.整理床单位　出院患者用过的物品，都应进行彻底清洗消毒，传染患者应按终末消毒法处理。

2.清理、消毒病室

(1)撤去床上被服送洗。

(2)被褥在日光下暴晒6h。

(3)痰杯、面盆清洗、消毒。

(4)床、椅与地面以消毒液擦拭。

(5)病室开窗通风或紫外线照射消毒。

(6)铺好备用床。

第三节　移动和搬运患者法

一、扶助患者移向床头法

长期卧床尤其是半卧位的患者，身体重心常常滑向床尾而不能自已抬高体位者，由护士协助移动，使之保持舒适体位。具体方法：

(一)自己能转动的患者，只需一位护士协助。

1.松开盖被，视病情放平靠背架。

2.将枕头横立床头，避免撞伤患者。

3.患者仰卧屈膝，双手握住床头竖栏，也可抓住床沿或搭在护士肩部。

4.护士要应用节力原则双脚分开，一脚在前一脚在后，呈弓形箭步；一手托在患者肩下，另一手托臀下，让患者两臂用力，双脚抵床，抬起身体。这时护士托住患者的重心顺势向床头移动。

放回枕头，视病情支起靠背架，整理床单位。

(二)自已不能转动的患者)只需一位护士协助，需两位护士协调操作。

第一种方法：

1.松开盖被，视病情放平靠背架。

2.将枕头横立床头，避免撞伤患者。

3.在患者的肩至臀部垫双层中单。

4.两位护士分别立于床的两侧，各自将松垂的中单向上卷至患者身旁。

5.分别抓住两侧卷至肩与臀部的中单两端，同时用力将中单绷紧、抬高，使之离开床面，移向床头。

6.帮助患者取舒适卧位。

7.放回枕头，酌情支起靠背架，整理床单位。

第二种方法：

1.松开盖被，视病情放平靠背架。

2.将枕头横立床头，避免撞伤患者。

3.两位护士分别站在病床两侧，各自用一手托住患者肩部，一手托臀部，用合力上移，或一人托住患者背及臀部，同时抬起患者移向床头。其他同上法。

二、轮椅使用法

1.目的运送不能行走的患者

2.用物轮椅、按季节备毛毯、别针，需要时备外衣。

（三）方法

1.帮助患者坐轮椅法。

（1）将轮椅推至床旁，椅背和床尾平齐，面向床头。

（2）扶病员坐起，披上外衣，穿鞋，下地。

（3）拉起两侧扶手旁的车闸，以固定轮椅；无车闸，护士站在轮椅后面，固定轮椅，嘱患者扶着轮椅的扶手，尽量靠后坐，勿向前倾身或自行下车，以免跌倒。

（4）翻转踏脚板，供患者踏脚。

（5）在推轮椅行进的过程中要注意安全，保持舒适座位。推车下坡时减慢速度，过门槛时翘起前轮，使患者的头、背后倾，并抓住扶手，以防发生意外。

（6）注意观察病情。

2.帮助病员下轮椅法 将轮椅推至床边，固定轮椅，翻起踏脚板，扶患者下轮椅。

三、平车运送法

（一）目的

为运送不能起床的患者去手术室、特殊检查、治疗室等。

（二）用物

平车、棉褥、大单、棉被或毛毯、枕头。

方法

1.挪运法：病情许可，能在床上配合动作者，可用此法。

（1）检查平车有无损坏，移开床旁桌、椅。推平车紧靠床边。

（2）护士在旁扶住平车，协助病员移向平车，将其上身、臀部、下肢顺序向平车挪动。使患者卧于舒适位置。回床时，先助其移动下肢，再移动上半身。

（3）用大单或盖被包裹病患，露出头部，先盖脚部，然后盖好两侧上层边缘及两侧向内折叠，使之整齐美观。

（4）整理床单位，铺暂空床。

2.单人搬运法：适用于患儿及病情许可，体重较轻者。

（1）将平车推至床尾，使患者头部和床尾成钝角，搬运者站在钝角内的床边。

（2）搬运者一臂自患者腋下伸至肩部外侧，一臂伸入患者股下，患者双臂交叉，依附于搬运者颈部并双手用力握住搬运者。

（3）搬运者托起患者，移步转身，将患者轻轻放于平车上，盖好盖被。

（4）整理床单位，铺暂空床。

3.二人、三人搬运法　用于不能自己活动、体重较重者。平车放置同单人搬运法。松开盖被、将患者上肢交叉置于胸前。二人搬运时，甲托住患者颈肩部与腰部，乙托住臀部与腘窝处；三人搬运时，甲托住患者的头颈、肩背部、乙托住腰、臀部，丙托住腘窝、腿部之后，同时抬起患者，并使之身体稍向搬运者倾斜移至平车上，盖好被盖。

4.四人搬运法　用于危重或颈椎、腰椎骨折患者。

（1）移开床旁桌、椅，将铺好棉被的平车紧靠床边。在患者腰、臀下铺大单或中单（布质应牢固）。

（2）甲站于床头，托住患者的头与肩部，已立于床尾托住患者的两腿，丙和丁分别站在病床及平车的两侧，4人抓紧大单或中单四角，同时抬起患者，轻轻将患者放在平车中央，盖好盖被。整理床单位，铺暂空床。

（3）推平车时速度不宜太快。

（四）注意事项

1.搬运过程中，注意安全、舒适、保暖，动作轻稳。

2.多人搬运时，动作要协调一致，上坡时患者头在前，下坡时头在后，以免患者头低垂而不适，给患者以安全感。

3.骨折患者搬运时应在车上垫木板，并做好骨折部位的固定。

4.注意观察患者的面色及脉搏的改变。

5.推车行进时，不可碰撞墙及门框，避免震动患者，损坏建筑物。

四、担架运送法

方法同平车运送法。由于担架位置较低，故应先由两人将担架抬起，使之和床沿并齐，便于搬动患者，搬运时尽量保持平稳，忌过分摆动。

第四章　静脉输液和输血法

第一节　静脉输液法

静脉输液是一种经静脉输入大量无菌溶液或药物的治疗方法。静脉输液是利用液体静压的物理原理，将液体输入体内。输液瓶是一个入口和大气相通，下连橡胶管的玻璃瓶。瓶内液体受大气压力的作用，使液体流入橡胶管形成水柱，当水柱压力大于静脉压时，瓶内的液体即顺畅地流入静脉。

一、目的

1.补充血容量，改善微循环，维持血压，常用于治疗烧伤、出血、休克等。

2.补充水和电解质，以调节或维持酸碱平衡，常用于各种原因的脱水、禁食、大手术后。

3.输入药物，达至解毒、控制感染、利尿和治疗疾病的目的。常用于中毒、各种感染等。

4.补充营养，维持热量，促进组织修复，获得正氮平衡。常用于慢性消耗性疾病、禁食等。

5.输入脱水剂，提高血液的渗透压，以达到预防或减轻脑水肿，降低颅内压，改善中枢神经系统功能的目的，同时借高渗作用，达到利尿消肿的作用。

二、常用溶液

根据病情选用以下溶液：

1.供给水分和热量，用5%～10%葡萄糖溶液。

2.供给电解质，用0.9%氯化钠，5%葡萄糖氯化钠，复方氯化钠等溶液。

3.调节酸碱平衡，用5%碳酸氢钠，11.2%乳酸钠溶液等。

4.增加血浆渗透压，增加血容量，用各种葡萄糖酐注射液、羟乙基淀粉（706）氧化聚明胶和聚维酮（PVP）等羧甲淀粉。

5.利尿脱水，用甘露醇、山梨醇、高浓度葡萄糖注射液等。

6.其他　用于特定治疗目的，如浓缩白蛋白注射液，可维持胶体渗透压，减轻组织水肿；水解蛋白注射液，用以补充蛋白质；还有一种营养液可由静脉输入，能供给患者热量，维持其正氮平衡，并供给各种维生素、矿物质的液体，多用于不能进食的重症患者。

三、用物

（一）无菌物品

无菌输液器有密闭式和开放式两种，可根据病情及输入溶液性质选择应用。

1. 密闭式输液器输液橡胶管（或一次性输液器）一套，灭菌后供密闭式输液用，内有一条通气管连接粗径针头（插入护针套内），输液管一条包括粗径针头 → 短橡胶管→茂菲氏滴管→长橡胶管→接管→针头（插入护针套内）。

2.开放式输液器 带盖输液瓶（500mL～1000mL，小儿用100mL），依次连接橡胶管→茂菲氏滴管→长橡胶管→玻璃接管→静脉穿刺针头（插入保护针套内）。

（二）其他用物

注射盘内另加止血钳、调节器、网袋（密闭式用）胶布、剪刀，必要时备夹板、绷带、输液架。

（三）药液按医嘱。

四、操作方法

（一）周围静脉输液

常用部位同静脉注射法。头部浅静脉适用于小儿，也用于成人。

1.密闭式输液法利用原装密闭瓶插管输液的方法，其操作简便，污染机会少，广泛用于临床。

（1）按治疗本，带输液架至床旁，向清醒患者解释输液目的，以取得配合，选择合适的静脉，调节输液架高度，嘱患者排便。

（2）洗手戴口罩，根据医嘱备药，擦去瓶上灰尘，检查瓶口有无松动、破裂现象，认真核对药名、浓度、剂量和有效期，在光线充足条件下检查药液的质量，将瓶上下摇动，采用直立倒置“Z”字形检查，每瓶对光检查时间不少于10S钟，如发现有絮状物、沉淀、变色等均不得使用。取下输液瓶铝盖中心部分，套上网袋，检查液器的有效期和无菌状态，备齐其余用物携至床旁。

（3）操作前认真做好查对，协助患者摆体位，放妥止血带（为防止交叉感染，要做到治疗巾、止血带每人"一巾一条"），以2%碘酊、75%酒精消毒瓶塞，如液内需加药时则应在治疗室进行，加入其他药液应摇匀（注意药物配伍禁忌），在瓶签上注明床号，所加药物名称、剂量。将输液管的针头和通气管针头去掉针帽，同时插入瓶塞至针头根部，通气管另一端固定在网袋上。

（4）将输液瓶倒挂在输液架上，用手挤压点滴管，然后松开，使药液进入点滴管的1/2为止，排气后将调节器置于紧贴茂菲氏管下端夹紧，以便穿刺时易见回血。

（5）常规消毒穿刺部位皮肤，扎止血带，嘱患者握拳，使静脉充盈。

（7）根据患者的病情、年龄、药物性质调节滴速，一般成人60～80滴/min，儿童30～40滴/min，对年老、体弱、婴幼儿、心肺疾患输入速度宜慢；严重脱水，心肺功能良好者速度可适当加快，当输入高渗水、含钾药物、升压药物等滴速宜慢。

（8）再次查对，交代注意事项，护士消毒双手后，方可为下一位患者治疗。在输液过程中应定时巡视患者，随时观察反应及滴速。如为继续输液，原则上输一瓶配一瓶，以防准备过早造成药物污染，或降低药效，应及时更换输液瓶，其方法是；先除去铝盖中心部分，套上网袋，常规消毒瓶塞后，挂于输液架上，从第一瓶内拔出通气针头与输液管瓶针，分别插入瓶内，待输液畅通方可离开患者，若输两瓶以上液体，而溶液间又无配伍禁忌者，可采用连续滴入法，两瓶间用短管相连，短管两端连接针头，插入两个相连的瓶塞内，在远端输液瓶内插入通气管。

（9）输液过程中，需临时加入少量药物，应先按注射法抽吸药物，常规消毒输液瓶塞后，将药液注入瓶中并摇匀，再按药物性质调节输液速度。

（10）输液完毕，夹紧调节器，除去胶布，利用覆盖针眼的纱布按压穿刺点上方，迅速拔出针头，嘱患者屈肘片刻（其他部位拔针后应按压片刻），整理病床单元，整理用物，归还原处。

2.开放输液法此法能灵活变换输液种类及数量，随时按需要加入各种药物，危重抢救、手术患者及病儿常采用此法，但易污染，故应严格执行无菌技术操作要求。

（1）同密闭式输液（1）（2）。

（2）除去溶液瓶的铝盖，消毒瓶塞及瓶颈，以瓶颈侧面位置为起点，用无菌钳翻转瓶塞，再次消毒，拔出瓶塞，轻放在瓶口上。

（3）打开输液包一手持输液瓶，将其底部橡胶管折叠，将接管夹于指缝中。另一手持溶液瓶，按无菌溶液倒出法，倒入30～50mL溶液冲洗输液瓶和橡胶管，以减少输液反应。将液体排入弯盘（输液器接头应距弯盘15cm左右），再向输液瓶内倒入所需溶液瓶不要紧贴输液瓶口，倒液速度要均匀，防液体外溅，盖好瓶盖，挂好输液瓶，排尽管内空气，待茂菲氏滴管液面为1/2时，用止血钳夹紧橡胶管，将玻璃接管与带保护套的针头相接备用。

（4）按要求常规消毒皮肤，扎紧止血带，嘱患者握拳，再次检查。排尽针头内空气，穿刺成功后固定方法与密闭式输液相同。

（5）如需向输液瓶中加入少量药液时，应先将药液抽吸在注射器内，再取下针头，打开瓶盖，在距瓶口1cm处注入药液，盖好瓶盖，轻摇输液瓶，使药液混匀，酌情按药液性质调节滴速。如需加入大量液体时，可将无菌溶液直接倒入瓶中。如需迅速发挥药物作用时，可以通过调节孔注入（夹紧上段橡胶管，开放调节孔，将药液注入后关闭调节孔，松开上段胶管）。

静脉输液的速度可按下列方法计算：

3.静脉留置针头适用于长期静脉输液，年老、衰竭、血管穿刺困难者。由针头部与肝素帽两部分组成。

针头部：为软硅胶导管后接硬塑回血室部，内有不锈钢丝导针，导针尖部突出软硅胶导管针头部。

肝素部：前端有硬塑活塞，后端橡胶帽封闭。肝素帽内腔有一中空管道，溶肝素。

操作方法如下

（1）按静脉输液法准备输液器，静脉留置针及其他用物携至床旁。

（2）按密闭输液法操作（1）～（5）。

（3）取出静脉留置针，拔去护帽，检查静脉导管和针头各部位。右手捏紧留置针的回血室部，左手旋紧套于导针外的导管中枢部，切忌导管上移，使管顶超越针头。

（4）右手取静脉留置针，使针尖斜面向上与皮肤成40度角进行静脉穿刺，当回血室内见第一次回血后，随即调节留置针使之呈10。，将导管向静脉内推进0.5～1cm，确保导管进入静脉中，即可见第二次回血入导管。

（5）松开止血带，用左手拇、食指握住导管的中枢部，以小指紧压远离留置针的静脉，以阻止血流。

（6）右手握住留置针回血室部使导针固定，同时左手将导管缓慢向前推进，使之全部进入静脉内，方可将导针完全拔出脱离导管，右手取肝素帽迅速插入导管内。

（7）常规消毒肝素帽橡胶塞部，将已备好的静脉输液器针头（排尽管内气体）插入肝素帽内。固定留置针，调节滴速，进行持续输液。

（8）如需暂停输液，可将输液器卸下，然后用注射器（预先备好肝素100mg，稀释成4毫升），向肝素帽内注入肝素0.4~0.6mL，用无菌纱布覆盖肝素帽及导管中枢部并加以固定，以备再次使用。

4.输液注意事项

（1）严格执行“三查七对”制度，防止发生差错。

（2）严格执行无菌操作，预防并发症。输液器及药液应绝对无菌，连续输液超过24h应更换输液器。

（3）预防空气栓塞。输液时必须排尽管内空气，防止液体流空；及时更换输液瓶及添加药液，输完后及时拔针。

（4）注意观察输液情况。针头有无滑脱，局部有无肿胀，有无输液反应。

（5）注意药物配伍禁忌。抗生素类药物应现配现用；青霉素G钠（钾）盐与四环素、红霉素合用可出现沉淀、混浊、变色，效价降低，输液中需同时加入四环素、维生素C时应先溶解稀释四环素，再加入维生素C。

（6）注意保护血管 对长期输液者可采取：①四肢静脉从远端小静脉开始，手足交替。②穿刺时掌握三个环节；选择静脉要准；穿刺要稳；针头固定要牢，提高穿刺成功率。③输液中加入对血管刺激性大的药物，如红霉素等，应待穿刺成功后再加药，宜充分稀释，输完药应再输入一定量的等渗溶液，以保护静脉。

需严格控制滴速的患者，用输液泵是安全输液的一个重大进展，可分为两大类型；①可携式或半携式。适用于家庭、小儿及化疗患者等，带泵注射器即属此类型。②固定式输液泵。目前多采用第三代计算机控制导管挤压定容量输液泵。有多功能监护及监测系统，体积较大，适用于医院，输液容量范围为1~499mL/h，还有自动报警装置。

输液泵的使用适应症；静脉高营养，输入化疗药品、抗生素及对心血管有特殊作用的药物等，用于重症监护患者，尤其是小儿监护患者。若无上述设备时，则可在滴管内插入一无菌针头调节滴速。

5.输液常见故障处理方法

（1）溶液不滴：①针头滑出血管外，液体注入皮下组织。表现为局部肿胀、疼痛，应另选血管重新穿刺。②针头斜面紧贴血管壁妨碍液体输入。应调整针头位置或适当变换肢体位置。③确定针头阻塞，药液不滴.挤压有阻力无回血，确定针头阻塞，应更换针头重新穿刺。④压力过低，适当抬高输液架高度，升高输液瓶，加大压力。⑤血管痉挛。局部可行热敷、按摩、必要时注入少量0.25%盐酸普鲁卡因，以扩张血管。

（2）滴管内液面过高：①滴管侧壁有调节孔者，可夹住滴管上端的橡胶管，打开调节孔，待液面降至露出滴管时，关闭调节孔，松开上端的橡胶管。②滴管侧壁无调节孔者，可将输液瓶取下，使导管之双针头露出液面，但须保持橡胶管点滴通畅，待滴球内液体下降滴管露出液面时，再挂回输液架上即能继续点滴。

（3）滴管内液面过低：①滴管侧壁有调节孔者，可夹住滴管下端的橡胶管，打开调节孔，当液面升高至适当水平时再关闭调节孔，松开下端橡胶管即可。②滴管侧壁无调节孔者，可夹住滴管下端的橡胶管，用手挤压滴管上端的橡胶管，待滴管液面升至适当水平时，将滴管上端橡胶管内的空气挤入输液瓶，松开下端橡胶管即可。③输液过程中，如果茂菲氏滴管内液面自行下降则应检查滴管上端橡胶管与茂菲氏滴管有无漏气或裂隙，必要时予以更换。

（二）颈外静脉穿刺插管输液法

颈外静脉属于颈部最大的浅静脉，位于颈外侧皮下，位置较固定，可以输液。但不宜多次穿刺。因此选用医用人体硅胶管插入静脉内。可保留较长时间，以保证治疗。穿刺部位；在近锁骨中点上缘与下颌角连线的上1/3处，颈外静脉外侧缘。

1.目的

（1）需要长期输液，而周围静脉不易穿刺者。

（2）为周围循环衰竭的危重患者测量中心静脉压。

（3）长期静脉内滴注高浓度的、有刺激性药物或行静脉高价营养输液。

2.用物　注射盘内另加1%普鲁卡因注射液1支，无菌手套一副，宽胶布（2×3cm）火柴、酒精灯、生理盐水。无菌穿刺包内有：穿刺针2个，硅胶管1条，8~9号平针头2个，5mL与10mL注射器各1副，7号针头2个，镊子、纱布、无菌巾2块，弯盘。其他作物与周围静脉输液同。

3.操作方法

（1）备齐用物携至床旁，同周围静脉输液法备好输液器，挂于输液架上。

（2）向清醒患者做好解释，以取得合作。

（3）患者去枕平卧，将头部移向床边转向对侧，选择穿刺点，避免损伤锁骨下胸膜及肺尖。

（4）打开无菌穿刺包，戴无菌手套，用10mL注射器吸满生理盐水，以平针头连接硅胶管，并排净空气备用。同时，助手按常规消毒局部皮肤。

（5）操作者铺无菌巾，用1%普鲁卡因在预定穿刺点作浸润麻醉，助手以手指按压颈静脉三角处，阻断血流使静脉充盈。

（6）操作者手持穿刺针与皮肤呈45度角进针，入皮后改为25度角，沿颈外静脉方向刺入，见到回血，用左手拇指按住针孔，右手持备好的硅胶管及与其连接的10mL注射器，将硅胶管快速由针孔插入10～12cm，插管时助手配合持注射器，徐徐注入液体。压住颈外静脉近端，取下10cm注射器，退出穿刺针，退针时一手固定硅胶管勿使 其脱出，有平针头将硅胶管与输液针头连接进行静脉点滴，撤去无菌巾，取宽胶布烘 烤后在距离穿刺点0.5cm处固定硅胶管，并盖以纱布。

（7）输液完毕，取下输液器，保留硅胶管，用0.4%枸橼酸钠生理盐水1～2mL，注入硅胶管内，用无菌小塞塞住针栓孔，外用纱布包裹，固定于耳下颈部即可。

（8）隔日换药一次。用酒精消毒局部皮肤，以0.5%过氧乙酸溶液擦拭、消毒硅胶管（酒精可使硅胶管老化），仍以无菌纱布覆盖，再次输液时，打开小塞，以70%酒精消毒针栓孔，接上输液装置即可（每次需更换无菌小塞）。

（9）停止输液，拔管时动作宜轻，避免折断硅胶管。长期置管者，应接上注射器，边吸引，边拔管。拔管后穿刺点应加压数min，以防空气进入静脉。最后消毒穿刺点，覆盖无菌纱布。

（三）锁骨下静脉穿刺插管法

锁骨下静脉位于锁骨后下方，此静脉较浅表、粗大、成人粗如拇指，血流快，经常处于充盈状态，故易于穿刺。

穿刺部位：胸锁乳突肌的外侧缘与锁骨所形成的夹角的平分线上距顶点0.5～1cm处。

1.目的

（1）对长期不能进食或丢失大量液体者，如食道手术后或食道严重烧伤患者、危重患者等，用以补充大量高热量、高营养液体及电解质。

（2）各种原因所致大出血。迅速输入大量液体，纠正血容量不足，以提高血压。

（3）进行较长时间化疗时，如注入刺激性较强的抗癌药物。

（4）测定中心静脉压。

（5）紧急置入心内起搏导管。

2.药物 注射盘内另加0.4%枸橼酸钠生理盐水，1%普鲁卡因，1%甲紫、宽胶布，无菌手套。无菌穿刺包内有：穿刺针2个，硅胶管2条，射管水枪，5毫升注射器，8~9号平针头2个，镊子，纱布，无菌巾2块，结扎线，弯盘。其他作物与周围静脉输液相同。

3.操作方法

（1）备齐用物携至床旁，同周围静脉输液法备好输液瓶，挂于输液架上。

（2）向清醒患者做好解释，消除恐惧、紧张心理，取得合作。

（3）患者取头低肩高（肩下垫枕）或平卧位，头转向对侧，以显露胸锁乳突肌外形。用1%甲紫标记进针点及胸锁关节，以免铺无菌巾后不易看清穿刺点及进针方向。

（4）打开穿刺包，戴手套，待助手常规消毒皮肤后铺无菌巾。

（5）准备好射管水枪及硅胶管，并抽吸0.4%枸橼酸钠生理盐水，连接穿刺针头。

（6）用5mL注射器，抽吸1%普鲁卡因在预定进针点做局部麻醉。持针指向胸锁关节与皮肤呈30度角刺入，边进针边抽回血，当针尖通过胸锁筋膜时有一落空感，继续进针，刺穿锁骨下静脉，以探测进针方向、角度与深度。

（7）术者持射管水枪，按试穿方向刺入锁骨下静脉，抽吸回血，如见暗红色血液，即证实进入锁骨下静脉。

（8）按注射管水枪的圆孔及硅胶管末端，快速推动活塞，硅胶管即随液体进入锁骨下静脉，压住穿刺针顶端，将针退出。待针头退出皮肤后左手捏住硅胶管，轻轻从水枪中抽出。

（9）将已备好的输液器导管连接平针头，插入硅胶管内，进行静脉滴注。

（10）结扎硅胶管，在距穿刺点约1cm处，将硅胶管缝合固定在皮肤上，覆盖上无菌纱布，并予以固定。

（11）输液完毕，以0.4%枸橼酸钠生理盐水1～2mL，注入硅胶管，然后以无菌小塞塞住针栓孔，并用无菌纱布覆盖固定，再次输液时打开小塞，消毒针枪孔，接上输液装置即可。如滴注不畅时，可用急速负压抽吸，而不宜用力推注液体，以防将管内凝血冲入血管形成栓子。

4.注意事项

（1）严格无菌技术，预防感染。

（2）操作时应准确掌握进针方向，避免过度向外偏移，刺破胸膜而造成气胸。因此，射管后应密切观察有无呼吸困难、发绀、穿刺侧呼吸音减低等症状出现。发现异常，应报告医生及时进行处理。

（3）射管时推注水枪应迅速，使水枪内压力猛增，方可将管射出。如缓慢推注虽水枪内液体注完，仍不易射出硅管。

（4）射管时应压住水枪圆孔及硅管末端，以免将硅管全部射入体内。

（5）退针时，切勿来回转动针头，防止针头斜面割断硅管。穿刺针未退出血管，不能放松圆孔处的手指，防止硅管吸入。

（6）硅管内如有回血，须及时用0.4%枸橼酸钠生理盐水冲注，以免硅管被血块堵塞。如输液不畅须注意下列情况：①硅管弯曲、受压、滑出血管外以及头部体位不适当。②固定硅管的线捆扎过紧。

（7）硅管外敷料应隔日更换一次，消毒方法同颈外静脉穿刺插管法。

（8）拔管后，将硅管冲洗清洁，浸泡于肥皂水中半h后冲净保存，如变质，变色不可重复使用。

五、输液反应及预防

（一）发热反应

1.原因发热是常见的输液反应，常因输入致热物质（致热原、死菌、游离的菌体蛋白或药物成分不纯）输液瓶清洁消毒不完善或再次被污染；输入液体消毒、保管不善变质；输液管表层附着硫化物等所致。

2.症状 主要表现发冷、寒战、发热（轻者发热常在38℃左右，严重者高热达40～41℃），并伴有恶心、呕吐、头痛、脉快、周身不适等症状。

3.防治方法

（1）反应轻者可减慢输液速度，注意保暖（适当增加盖被或给热水袋）。重者须立即停止输液；高热者给以物理降温，必要时按医嘱给予抗过敏药物或激素治疗，针刺合谷、内关穴。

（2）输液器必须做好除去热源的处理。

（二）心力衰竭、肺水肿

1.原因在于滴速过快，在短期内输入过多液体，使循环血容量急剧增加，心脏负担过重所致。

2.症状患者突然感到胸闷、气短、咳泡沫样血性痰；严重时稀痰液可由口鼻涌出，肺部出现湿啰音，心率快。

3.防治方法

（1）输液滴速不宜过快，输入液量不可过多。对心脏患者、老年和儿童尤须注意。

（2）当出现肺水肿症状时，应立即停止输液，并通知医生，让患者取端坐位，两腿下垂，以减少静脉回流，减轻心脏负担。

（3）按医嘱给予舒张血管、平喘、强心剂。

（4）高流量氧气吸入，并将湿化瓶内水换成20%～30%酒精湿化后吸入，以减低肺泡内泡沫表面的张力，使泡沫破裂消散，从而改善肺部气体交换，减轻缺氧症状。

（5）必要时进行四肢绑扎止血带（须每隔5～10min轮流放松肢体，可有效地减少回心血量），待症状缓解后，止血带应逐渐解除。

（三）静脉炎

1.原因在于长期输注浓度较高、刺激性较强的药物，或静脉内放置刺激性强的塑料管时间过长而引起局部静脉壁的化学炎性反应；也可因输液过程中无菌操作不严引起局部静脉感染。

2.症状沿静脉走向出现条索状红线，局部组织红、肿、灼热、疼痛，有时伴有畏寒、发热等全身症状。

3.防治方法 以避免感染，减少对血管壁的刺激为原则。

（1）严格执行无菌技术操作，对血管有刺激性的药物，如红霉素、氢化可的松等，应充分稀释后应用，并防止药物溢出血管外。同时要经常更换注射部位，以保护静脉。

（2）抬高患肢并制动，局部用95%酒精或50%硫酸镁进行热湿敷。

（3）用中药外敷灵或如意金黄散外敷，每日2次，每次30min。

（4）超短波理疗，用TDP治疗器照射，每日2次，每次30min。

（四）空气栓塞

1.原因在于输液管内空气未排尽，导管连接不紧，有漏缝；加压输液、输血无人在旁看守，均有发生气栓的危险。进入静脉的空气，首先被带到右心房，再进入右心室。如空气量少，则被右心室压入肺动脉，并分散到肺小动脉内，最后到毛细血管，因而损害较少，如空气量大，则空气在右心室内将阻塞动脉入口，使血液不能进入肺内进行气体交换，引起严重缺氧，而致患者死亡。

2.症状患者感觉胸部异常不适，濒死感，随即出现呼吸困难，严重发绀，心电图可表现心肌缺血和急性肺心病的改变。

3.防治方法

（1）输液时必须排净空气，如需加压输液时，护士应严密观察，不得离开患者，以防液体走空。

（2）立即使患者左侧卧位和头低足高位，此位置在吸气时可增加胸膜腔内压力，以减少空气进入静脉，左侧卧位可使肺动脉的位置在右心室的下部，气泡则向上飘移右心室尖部，避开肺动脉入口，由于心脏跳动，空气被混成泡沫，分次小量进肺动脉内。

（3）氧气吸入

40在行锁骨下静脉穿刺更换水枪时，应在患者呼气时或嘱患者屏气时进行，以防空气吸入，保留硅管或换液体时的任何操作环节，均不能让硅管腔与大气相通。

第二节　静脉输血法

静脉输血是将血液通过静脉输入体内的方法。是急救和治疗的一项重要措施。

正常成人的血容量应占体重的8%。一般情况失血不超过人体血量的10%时，对健康无明显影响，机体可以通过一系列调节机制，使血容量短期内得以恢复；失血20%时对人体不明显影响，可能出现各种缺氧表现；失血超过30%时可危及生命，导致血压下降，脏器供血不足，特别是脑细胞供血不足出现功能降低至昏迷，必须立即输血。

一、目的

1.补充血容量，增加心排量，提升血压，促进血液循环。常用于急性大出血、休克患者。

2.纠正贫血。常用于因血液系统疾病而引起的严重贫血，以及为某些慢性疾病的患者，增加血浆蛋白及携带氧的能力，改善全身状况。

3.增加机体抵抗力。新鲜血液含有多种抗体及白细胞、血小板，输血后可以增强机体抵抗力。常用于严重感染、烧伤等。

4.增加蛋白质，纠正低蛋白血症，改善营养，维持胶体渗透压，减少组织渗出和水肿，保证循环血量。常用于低蛋白血症的患者。

5.输入新鲜血，补充各种凝血因子，改善凝血作用，有助于止血。常用于凝血机制障碍的患者。

6.促进骨髓系统和网状内皮系统功能。常用于再生障碍性贫血、白血病等。

二、血液制品的种类

（一）全血

适用于各种原因引起的大出血。

1.新鲜血　保留了血液中原有的各种成分。

2.库血　保存时间越长，血液成分变化越大，酸性也越大，且离子浓度也越高，故大量输血时要防止酸中毒和高钾血症。

3.自体输血　对手术过程中出血量较多者，如宫 外孕、脾切除等手术，可事先做好回收自体血的准备，收集腹腔内的血液过滤后再经静脉输入。

（二）血浆

是全血经分离后的液体部分，主要成分为血浆蛋白，不含细胞，无凝集原，因此不出现凝集反应，同时不必验血型，保存期长。常用的有：

1.普通血浆　分新鲜血浆和保存血浆两种。前者在采血后立即分离输入，它除幼红细胞外，基本上保留了血液的各种成分，保存血浆除血浆蛋白外，其他成分逐渐破坏，一般可保存6个月。

2.冰冻血浆　普通血浆放在~20到~30℃低温下保存。保存期一般为5年，应用时放在39℃温水中熔化。

3.干燥血浆　冰冻血浆放在真空装置下加以干燥而成，保存时间为5年，应用时可加适量等渗盐水或0.1%枸橼钠溶液。

（三）血细胞

1.红细胞 是制造血浆的副产品，适用于贫血患者。

2.白细胞 适用于粒细胞缺乏症患者。

3.血小板 适用于血小板减少性紫癜患者。

（四）白蛋白液

从血浆中提取制成。临床上常用的是稀释成5%白蛋白液，具有维持胶体渗透压、扩充血容量和增加血浆蛋白的作用。

（五）其他血液制品

如纤维蛋白原、凝血因子、抗血友病球蛋白。

三、输血前准备

1.根据医嘱备血，抽取血标本和已填写的输血申请单、血型交叉配合检验单一并送交血库，做血型鉴定和交叉配血试验。每200 mL血液为一单位，如需血1～2单位者，取血标本2 mL，需血3～4单位者，取血标本3 mL。

2.根据医嘱凭提血单取血，应与血库人员共同认真查对患者床号、姓名、住院号、供血者及受血者血型、交叉配血试验结果；血量及采血日期；血瓶包装是否严密，有无裂痕。切实检查血液质量。正常血库分为两层，上层为血浆呈淡黄色半透明，下层为红细胞呈均匀暗红色，两者界限清楚，且无凝块，如血浆呈绛红色混浊或血浆表面有泡沫，血浆与红细胞交界面界限不清，有明显血凝块，说明血液可能变质，不能输用。查对准确无误方可签字取回使用。

3.血液从血库取后勿剧烈振荡，以免红细胞破坏而引起溶血。另外，血液不能加温以免血红蛋白凝固变性而引起反应。如输血量较多时，可在室温下放置15～20 min后再输入。

4.取血回病区后，应经另一人按上述要求再次核对无误方可输用。

四、输血方法

（一）直接输血法

将供血者血液抽出后，立即输给患者的方法。适用于无血库而患者急需输血时，也适用于婴幼儿的少量输血。

1.用静脉注射器及粗针头数个（根据输血量决定）。

2.操作方法

（1）备齐用物携至患者处，向供血者及患者做好解释工作。

（2）供血者和患者分别取仰卧位，并露出一侧上臂。

（3）备好的注射器内加入一定量的抗凝剂（50mL血中加3.8%枸橼酸钠溶液5mL）。

（4）从供血者静脉抽出血液后，立即为患者行静脉穿刺输入血液。操作时需要三人合作，一人抽血，一人传递，另一个输血，如此连续进行。更换注射器时，不需拔出针头，仅用手指压住静脉远端即可减少出血。

（5）输血结束，拔出针头，用无菌纱布覆盖针眼并压迫片刻，然后固定纱布。

（二）间接输血法

将已抽出的血液，按静脉输液法输入，分为密闭式和开放式输血两种。

1.用物 除备静脉输液用物外，另备血液，血交叉配合检验单，生理盐水、一次性输血器，"V"型接管及其连接的两条塑料管及瓶针，另加调节器一个。

2.操作方法 有密闭式输血法和开放式输血法两种。以下介绍密闭式输血法。

（1）备一次性输血器插入瓶内，或将"V"型管下端连接密闭输液管，两端依次连接塑料管→接管→瓶针，将瓶针插入贮血瓶及生理盐水溶液瓶内，并用调节器分别夹住两瓶针下端塑料管。

（2）仔细核对化验单及贮血液（或贮血袋）上的瓶签，确属无误后，按密闭式静脉输液法先输入少量等渗盐水作为引导液，按要求再次核对后将血液以旋转动作轻轻摇匀，除去血瓶外层密封纸，套上网袋，常规消毒瓶塞（或贮血袋上的乳胶管），将生理盐水瓶内的双针头拔出，插入输血瓶内（或贮血袋上乳胶管上），有"V"型管装置的只要夹住生理盐水瓶下端的调节器，放松贮血瓶下端的调节器即可。

（3）待血液将输完时，再滴入少量生理盐水，力求把输血胶管内的血液全部输完再拔针，整理用物。贮血瓶（或贮血袋）及输血橡胶管清洗后及时送血库。

3.注意事项

（1）输血时护士应以高度责任心，严格执行查对制度，严格无菌操作。

（2）血液从血库取出后应在半h内输入，不宜置久，200～300mL血液要求在3～4h内输完，避免溶血。

（3）冷藏血液不能加温，以免血浆蛋白凝固变性而引起反应。

（4）血液中不能加入钙剂、酸性或碱性药品、葡萄糖等药物或高渗、低渗溶液，以防止血液凝集或溶解。

（5）凡输两个以上不同供血者的血液时，两者不能直接混合输入，其间应输入少量生理盐水，以免发生反应。

（6）掌握输血速度，开始宜慢，每min15滴，观察15min后若患者无不适，再根据病情调节滴速，一般成人40~60滴/min，儿童15~20滴/min，大量失血患者速度稍快，心脏患者速度宜慢，并注意观察病情变化。

（7）输血过程中及输血后，应观察有无输血反应，如发生反应，须立即停止输血，报告医生，并保留余血以备检查分析原因。

（8）输血器具用后应冲洗干净，送血库处理，以防产生致热原。

五、输血反应及处理

（一）溶血反应

它是输血中最严重的一种反应。由于患者血浆中凝集素和输入血内的红细胞中凝集原发生凝集反应，而后凝集细胞又被吞噬细胞所吞噬而溶血，导致大量游离血红蛋白散布到血浆中，而使机体发生一系列反应。通常输入10~15mL血后即可出现反应。

1.原因

（1）输入异型血。即供血者与受血者血型不符而造成血管内溶血。

（2）输血前红细胞已变质溶解。如血液贮存过久；血温过高或过低；输血时血液被加热或震荡过剧；血液内加入高渗或低渗溶液，影响pH变化的药物等因素，致使血液中红细胞大量破坏。

（3）Rh因子所致溶血。此种类型较少发生。

2.症状

开始阶段：由于红细胞凝集成团，阻塞部分小血管，从而引出四肢麻木、头胀痛、胸闷、腰背剧痛、恶心呕吐等。

中间阶段；由于红细胞发生溶解，大量血红蛋白散布到血浆中，则出现黄疸和血红蛋白尿（酱油色）。同时伴有寒战、发热、呼吸困难、血压下降。最后阶段；由于大量的血红蛋白从血浆进入肾小管，遇酸性物质而变成结晶体，临床出现急性肾功能衰竭症状，严重者可致死亡。

3.防治方法

（1）认真做好血型鉴定、交叉配血试验及输血前的核对工作，避免发生差错；严格执行血液保存要求。

（2）立即停止输血，给予氧气吸入，并通知医生。

（3）即行皮下或肌肉注射0.1%肾上腺素0.5～1mL（紧急情况可静脉注射）。

（4）静脉输入低分子葡萄糖酐或706羧甲淀粉，以及地塞米松或氢化可的松，血压下降者静滴多巴胺或间羟胺。

（5）保护肾脏。为解除肾血管痉挛，可行双侧腰封或肾区热敷。正确记录每h尿量，测定尿血红蛋白，注意观察尿色。

（6）密切观察病情，尤其血压、尿量，一旦出现尿少、尿闭者，按急性肾功能衰竭处理。

（二）发热反应

1.原因

（1）主要由致热源引起，当保养液或输血用具被致热源污染，输血后即可发生发热反应。

（2）患者原有疾病，输血后血液循环改善，导致病灶毒素扩散而发生发热反应。

（3）多次输血后，患者血液中产生一种白细胞抗体和血小板抗体，这两种不完全抗体易引起发热反应。

（4）快速输入低温的库存血。

2.症状　多发生在输血后1～2h内患者有发冷或寒战，继而发热，体温可达39℃～40℃以上，伴有头痛、恶心呕吐等。

3.防治方法

（1）除去致热原 严格清洁和消毒采血、输血用具。

（2）反应轻者减慢输血速度；严重者应立即停止输血。寒冬时注意保暖，给热饮料，加盖被；高热时给物理降温，也可用解热镇痛药如复方阿司匹林。反应严重者促肾上腺皮质激素，并严密观察病情。

（三）过敏反应

1.原因

（1）患者为过敏体质，平时对某些物质易引起过敏，血液中的异体蛋白质与过敏机体的组织细胞(蛋白质)结合，形成完全抗原而致敏。

(2)输入血液中含有致敏物质，如供血者在献血前用过可致敏的药物或食物。

(3)多次输血产生过敏性抗体，当再次输血时，这种抗体和抗原相互作用而发生过敏反应。

2.症状

其表现轻重不一，轻者为皮肤瘙痒，局部或全身出现荨麻疹。重者可出现血管神经性水肿(多见于颜面，如眼睑、口唇高度水肿)，喉头水肿，支气管痉挛，严重者可发生过敏性休克。

3.防治方法

(1)为防止过敏反应的发生，可在输血前给予口服抗组胺类药物预防反应。

(2)不选 用有过敏史的献血者。

(3)献血者在采血前4h内不宜吃富含高蛋白质和脂肪的食物，可饮糖水或仅用少量清淡饮食，以免血中含有致敏物质。

(4)一旦发生过敏反应，应立即停止输血，根据医嘱皮下或静脉注射1：1000肾上腺素0.5～1mL。

(5)抗过敏治疗，可选用抗过敏药物如苯海拉明、氯苯那敏、氢化可的松和地塞米松等治疗。

(6)有循环衰竭时用抗休克治疗。

(7)喉头水肿伴有严重呼吸困难者，需做气管切开。

(四)细菌污染反应。

1.原因　不遵守无菌操作规程 的任何一环节，如由于保养液和输血器消毒不严，采血或输血全过程有细菌污染或血液保存不当等，都可造成血液被细胞污染。

2.症状　细菌性输血反应的程度，随细菌种类、毒性、输入量和受血者机体抵抗力不同而异。毒性小的细菌如输入量不多，患者可不发生反应或只发生发热反应，如输入的细菌量多、毒性大，即可突然发生寒战、高热、气促、发绀等，也可有恶心、呕吐等症状，或出现弥散性血管内凝血症状或发生中毒性休克。

3.防治方法

(1)立即停止输血，通知医生，根据病情采取必要急救措施，并迅速检查原因，以供抢救措施之参考。

（2）将未输完的库血和患者的血标本送化验室，做血培养和药敏试验。

（3）严密观察病情变化，定时测量体温、脉搏、呼吸和血压，以利早期发现休克的先兆。

（4）抗休克和抗感染治疗。

（5）高热者给予物理降温

（6）留置导尿管，并记录出入液量。

（五）大量快速输血可能引起的并发症

1.心脏负荷过重 心脏代偿功能减退的患者，如心脏患者、老年或小儿输血量过多或速度过快，都可增加心脏负担，甚至引起心力衰竭。其临床表现，早期自觉胸 部紧迫感，呼吸增快，静脉压增高，颈静脉怒张，脉搏增快，血压下降，以致出现紫绀、肺水肿，须立即停止输血，并按肺水肿处理。

2.出血倾向 因大量失血者在短时间内大量快速输血，当输血量相当于患者的一个血容量时，则同时有大量的枸橼酸钠输入体内，以致来不及氧化，即与血液中的游离钙结合，使血钙下降，毛细血管张力减低，血管收缩不良。加之库血中的血小板数量和活性均减低，凝血因子不足，均可导致出血。其临床表现为皮肤出血。应及时进行有关检查，针对原因予以相应处理。大量输血时应间隔输入一个单位新鲜血液，输血在1000 mL以上时，可加用10%葡萄糖酸钙10 mL作静脉注射。

3.枸橼酸中毒、低血钙、高血钾 正常情况下枸橼酸钠在肝内很快代谢为碳酸氢钠，故缓慢输入不致引起中毒，但大量输入时，枸橼酸钠可与钙结合，导致血钙下降而抑制循环，出现脉压小、血压下降及低血钙所致的手足抽搐，所以每输1000 mL血时，常规给钙剂1 g预防发生高血钾。

4.酸碱失衡 需大量输血者常有休克及代谢性酸中毒，大量输血可加重酸血症，可考虑每输血500 mL加入5%碳酸氢钠35～70 mL。

5.体温过低 大量输入冷藏的血库，使患者体温迅速下降，而发生心室纤颤（特别在低钙高钾的情况下更易发生）。故大量输血前将库血在室温下放置片刻，使其自然升温；一般主张温度20℃左右再行输入。

（六）其它

如空气栓塞、微血管栓塞、氨中毒等也应注意防止。

远期观察是必要的，有因输血而传染乙型肝炎、疟疾等疾病，如发现症状，应及时报告医生进行治疗。因此必须对供血者进行严格的体检，不合格者不得供血。此外，患有丝虫病、黑热病、回归热、布鲁氏菌病等也可通过输血传播，应引起注意。

附一：冻干血浆输入法

冻干血浆是用0.4%枸橼酸钠抗凝的健康人血浆，在冻结状态下，真空升华脱水而制成的（每瓶装血浆200 mL）。

1.用物　按医嘱备冻干血浆，另备桥梁管1根（用12号针头2个及一条30 cm长的橡皮管连接而成），备生理盐水或5%葡萄糖溶液，其它同密闭式静脉输血法。

2.操作方法

（1）除去血浆瓶及生理盐水瓶的铝盖，套上网袋，按常规分别消毒血浆瓶及生理盐水瓶盖；将通气管针头及桥梁管的一端插入生理盐水瓶内，另一端插入血浆瓶内，将生理盐水瓶倒置，使液体流入血浆瓶内至200 mL 时轻轻摇动血浆瓶，使之完全溶解后将桥梁管及通气针拔出。

（2）按密闭式静脉输液法　先给患者输入少量生理盐水或葡萄糖溶液，待液体滴入通畅后，按常规再次消毒血浆瓶盖，插入通气管针头及输血导管，将血浆瓶倒挂输液架上，输入血浆。

（3）待血浆输完时，再接输少量生理盐水或葡萄糖溶液，输毕拔针，整理用物同静脉输液。

3.注意事项

（1）血浆瓶有破损、标签不清或溶解后有明显浑浊和不溶物时，不可使用。

（2）血浆溶解后应在3 h 内输完，不得贮存再输用。

（3）适用于任何血型患者，使用前不需鉴定血型及交叉配血试验。

附二：塑料贮血袋输血法

1.用物　基本同密闭式静脉输血法，但以塑料贮血袋代替输血橡皮管一套。

（1）塑料贮血袋的装置：密闭塑料袋内装有塑料贮血袋（外袋有血型标签），袋的上角有一小孔（挂输液架用），下角有两根塑料管，一根作交叉配血及复查用；另一根作输血用。

（2）塑料输血器的装置：密闭薄塑料袋内装：粗针头（套有保护帽）茂菲氏滴管（内有尼龙筛）滑轮式活塞、接管（套有保护帽），密闭小塑料袋内装9号输血针头。

2.操作方法

(1)检查贮血袋：①导血管密闭状态，如密封不好禁用。②如发现血液被污染或加压后有漏血等，切勿使用。

(2)检查输血器：①各部分连接是否紧密。②滤滴管衔接情况。滤网有无裂隙，如衔接不良或有裂隙，应立即更换。③滤滴管中之滴管如偏向一侧，应用手挤压一下，使滴管位居正中。

(3)剪开贮血袋外的薄塑料袋，取出贮血袋，穿通上角小孔。

(4)剪开输血器外的薄塑料袋，取出输血器，取下针头上保护帽，同密闭式静脉输液法，将针头插入生理盐水瓶中，备齐其他作物携至床旁。

(5)将小塑料袋的一端消毒后，用无菌剪刀剪开；取出针头，套在接管上；按密闭式静脉输液法，先给患者输入生理盐水，待液体滴入通畅后，将贮血袋挂于输液架上，用血管钳夹住胶管根部、消毒套有橡皮管的部分，再从生理盐水瓶上拔出针头，以15度角刺入已消毒的橡皮管处之中点(注意不要用力过猛，以防刺出管外)；然后松开血管钳，调节输血速度。血液输完时，继续滴入少量生理盐水，使胶管内血液全部输完。

(6)其余操作方法与密闭式静脉输血法同。

第五章 内科常见疾病护理

第一节 内科系统一般护理

1.患者入病室后，根据病情由值班护士指定床位。危重者应安置在抢救室或监护室，并及时通知医生。

2.病室应当保持清洁、整齐、安静、舒适，室内空气应当保持新鲜，光线要充分足，最好有空调装置，保持室温恒定。

3.危重患者、行特殊检查和治疗的患者需绝对卧床休息，根据病情需要可分别采取平卧位、半坐卧位、坐位、头低脚高位、膝胸卧位等。病情轻者可适当活动。

4.新入院患者，应即测血压、心率脉搏、体温、呼吸、体重。病情稳定患者每日下午测体温、脉搏、呼吸各一次，体温超过37.5℃以上或危重患者，每4—6h测1次，体温较高或波动较大者，随时测量。

5.严密观察患者的生命体征，如血压、呼吸、瞳孔、神志、心率等变化以及其他的临床表现，同时还要注意观察分泌物、排泄物、治疗效果及药物的不良反应等，如果发现异常，应当立即通知医师。

6.饮食按医嘱执行，向患者宣传饮食在治疗疾病恢复健康过程中的作用。在执行治疗膳食原则的前提下帮助患者选择可口的食物，鼓励患者按需要进食。重危患者喂饮或鼻饲。

7.及时准确地执行医嘱。

8.入院24h内留取大、小便标本，并做好其他标本的采集且及时送检。

9.认真执行交接班制度，做到书面交班和床头相结合，交班内容简明扼要，语句通顺并应用医学术语，字迹端正。

10.按病情要求做好生活护理、基础护理及各类专科护理。

11.对于长期卧床、消瘦、脱水、营养不良以及昏迷者应当做好皮肤的护理，防止压力性损伤的发生。

12.根据病情需要，准确记录出入量。

13.根据内科各专科特点备好抢救物品，如气管插管、机械呼吸器、张口器、心电图机。电除颤器、双气囊三腔管、氧气、静脉穿刺插针、呼吸兴奋药、抗心律失常药、强心药、升压药。止血药等，并积极参加抢救工作。

14.了解患者心理需求，给予心理支持，做好耐心细致地解释工作，严格执行保护性医疗制度，并向患者宣传精神因素在治疗疾病恢复健康过程中的重要性，帮助患者克服各种不良情绪的影响，引导患者以乐观主义精神对待病情，以便更好地配合治疗，能早日得以恢复健康。

15.出院前做好出院指导。

第二节　神经系统疾病护理

（一）一般护理

1.一般患者卧床休息，病情危重者绝对卧床休息，慢性退行性疾病患者应鼓励下床做轻便活动，昏迷、吸道分泌物增多不易咳出者取平卧或半卧位。

2.给营养丰富的饮食，多吃新鲜蔬菜及水果以利大便通畅。轻度吞咽障碍者选吃半流质，进食要慢以防呛咳。昏迷、吞咽困难者给鼻饲。高热及泌尿系统感染者鼓励多饮水。

3.密切观察意识、瞳孔、体温、脉搏、呼吸、血压、肢体活动变化以及有无抽搐等，如有变化随时通知医生。

4.昏迷或瘫痪患者，按昏迷、瘫痪护理常规。

5.昏迷、偏瘫症状、癫痫发作者加放床栏防止坠床。

6.尿潴留者给予导尿，留置导尿管。保持大便通畅。

7.注意口腔、皮肤、会阴部的清洁。

8.瘫痪肢体保持功能位置，各个关节防止过伸及过展，可用夹板扶托等。定时进行按摩、被动运动，鼓励主动运动，预防肌肉萎缩、肢体挛缩畸形。

9.病情危重者做好护理记录及记出入液量

10.做好精神护理，鼓励患者树立战胜疾病的信心，发挥其主观能动性，积极配合医疗和护理。

11.备好有关的急救器械和药物，并保持良好的功能。

12.出院前做好卫生宣教，向患者及家属介绍如何巩固疗效、预防复发等注意事项。

（二）脑出血

1.按内科及神经系统疾病的一般护理常规。

2.严密观察病情变化，如血压、脉搏、呼吸、神志和瞳孔的变化并做好记录，准确记录出入量。如有意识障碍加重、头痛剧烈、瞳孔大小不等、血压升高、呼吸脉搏慢，即有再次出血或脑疝的可能，应及时通知医生，并迅速建立静脉通道，配合医生做好降颅压、止血等抢救工作，同时注意药物的疗效和副作用。注意观察患者有无呕血、便血、血压下降、脉搏增快、面色苍白等，每次鼻饲前要抽吸胃液，若胃液呈咖啡色或解黑便，应及时通知医生处理。

3.急性期绝对卧床休息，保持环境安静，避免刺激。除进食、排泄外，其他作需严格禁止，集中进行各种诊疗操作，动作轻柔。脑出血者床头抬高15°～30°；蛛网膜下腔出血者卧床4～6周，复发者延长8周。尽量避免移动头部和不必要的操作。

4.病情危重者24～48 h内禁食，48 h后给予鼻饲流质；神清而无吞咽困难者给流质或半流质饮食。有高血压、心脏病患者给予低脂或低盐饮食。

5.避免情绪激动，保持大便通畅。尿失禁者保持会阴部及尿道口清洁，勤换尿垫和床单。大便失禁者及时清除排泄物，保护肛周皮肤。瘫痪者注意保持良好肢体位置，各个关节防止过伸或过展。定时进行体位变换，鼓励主动运动，预防肌肉萎缩及肢体挛缩畸形。协助做好生活和基础护理，定时更换体位，一般每2～4 h翻身1次。

6.保证患者呼吸道通畅，勤吸痰，气管切开者按气管切开后护理。意识障碍、偏瘫症状、癫痫发作者加床挡防止坠床。对于视力障碍、瘫痪、认知障碍、年老者等应防止碰伤、烫伤、跌伤和走失，不要远离病房或单独外出。

7.遵医嘱使用止血，降低颅内压等药物，注意观察其疗效和副作用。

（三）缺血性脑血管病

1.急性期卧床休息，平卧或低枕位，头部禁止使用冰袋。

2.密切观察病情变化，监测生命体征，神经系统功能，有关检查的生化指标。严格执行医嘱，应用抗凝纤溶药物治疗时，严格掌握药物剂量，注意观察有无出血倾向。应用扩血管药物时，滴速宜慢，30滴/min左右，并注意血压的变化。准确记录出入量。对于呕吐、大汗、高热等症状应及时遵医嘱补液。

3.保持呼吸道通畅，及时清除呼吸道分泌物，遵医嘱给予氧气吸入。

4.给予低脂低盐饮食，如有吞咽困难、呛咳者给予糊状流食或半流食小口慢食，必要时鼻饲进食。有糖尿病者予以糖尿病饮食。保持患者大便通畅，做好会阴部护理。

5.有意识障碍或抽搐者，注意保证患者的安全，可适当加以约束。瘫痪肢体保持良好关节功能位置，并观察下肢皮肤颜色、温度及足背动脉搏动等情况。每2～3h翻身一次，防止形成压力性损伤。

6.高热者及时给予物理降温，勤换内衣和床单，保持被褥平整、干燥、整洁。

7.保持室内空气清新，避免着凉。

8.了解患者心理，鼓励家属朋友关心患者，使患者愉快、平静地面对生活。

9.教会患者及家属锻炼和翻身的技巧，以便进行康复护理和早期进行肢体功能训练。

第三节　呼吸系统疾病护理

（一）一般护理

1.按内科疾病一般护理常规执行。

2.保持病室内空气新鲜，阳光充足，每日定时通风；维持环境整洁、舒适、减少环境的不良刺激，特别是避免尘埃与烟雾的刺激；有条件者可用湿化器和干湿计，调节室内湿度在50%～70%，温度在18℃～22℃。

3.给予高蛋白、高热量、多维生素、易消化的饮食，避免刺激性和油腻辛辣的食物，患者病情允许时，保证每日饮水在1500以上。

4.正确留取各种标本，取样要新鲜，送检要及时，标本容器要清洁、干燥。

5.严密观察病情变化，按病情需要护理分级巡视病房，注意患者的体温、脉搏、呼吸、血压、神志等变化。观察并记录痰液、咯血的量、颜色、性质；呼吸困难的类型、程度；胸闷、气短的程度。

6.根据病情选好各类抢救仪器、物品、药物等。

7.患者进行特殊检查时，如支气管造影、纤维支气管镜、胸腔穿刺、胸腔测压抽气、胸膜活检术等，应做好术前准备、术中配合和术后观察的护理。

8.呼吸困难的患者应及时给予合理氧疗，采取半卧位或端坐位时，可设置跨床小桌，以便患者伏桌休息。

9.教会患者使用气喘气雾剂的方法及使用后的口腔护理；教会患者掌握有效呼吸的技巧，注意口腔护理。气道分泌物较多者，协助患者翻身拍背，充分排出痰液。

10.高热、咯血的患者按照相关症状护理常规护理。

11.做好健康指导工作，积极宣传预防和治疗呼吸系统疾病的知识。指导患者戒烟，适当进行体育锻炼，注意保暖和预防感冒。

（二）肺炎

1.按内科及呼吸系统疾病的一般护理常规执行。

2.病室应阳光充足、空气新鲜，室内通风每日2次，每次15～30 min。环境安静、舒适、清洁。

3.咳嗽、咳痰的护理

（1）鼓励患者多饮水，每日在3000毫升以上，高热、暂不能进食者需静脉补液，滴速不宜过快。

（2）指导患者有效的咳嗽、咳痰技巧，协助排痰，如拍背、遵医嘱给予雾化吸入、应用祛痰剂。

（3）无力咳痰者给予吸痰，并严格执行无菌操作。

4.胸痛的护理

（1）协助患者取舒适卧位。

（2）避免诱发及加重疼痛因素。

（3）指导患者使用放松技术或分散患者注意力。

5.休克性肺炎的护理

（1）给予去枕平卧位，保证脑部血氧供应。

（2）密切观察病情变化和生命体征的变化，每4 h观察患者的意识状态、血压、脉搏、呼吸、尿量、体温、皮肤黏膜色泽及温湿度及出血倾向一次并及时记录。

（3）遵医嘱给予高流量氧气吸入。

（4）迅速建立两条静脉通道，遵医嘱输液以补充血容量，使用糖皮质激素、抗生素、碳酸氢钠及血管活性药物，以恢复正常组织灌注，改善微循环。

6.体温突然升高或骤减时，需随时测量记录，患者寒战时注意保暖，适当增加被褥，忌用热水袋；高热时给予物理降温，大量出汗者及时更换衣服和被褥，注意保持皮肤的清洁干燥。急性期应卧床休息，以减少组织对氧的需要，帮助机体组织修复。

7.高蛋白、高热量、高维生素，易消化的饮食。高热时给以清淡半流质饮食，并注意口腔护理，鼓励患者多饮水，有利于毒素排出。

8.遵医嘱早期足量应用抗感染药物，并观察疗效及有无毒副作用。

9.做好心理护理，消除患者烦躁、焦虑、恐惧心理和情绪。

（三）自发性气胸

1.按内科及本系统疾病的一般护理常规执行。

2.卧床休息，协助采取有利于呼吸的体位，如抬高床头，半坐位或端坐位，避免一切增加胸膜腔内压的活动，如屏气、咳嗽等。如有剧烈咳嗽，可给以止咳剂。

3.剧烈胸痛时遵医嘱给予止痛剂。

4.胸腔闭式引流术时，应准备好物品，配合医师完成。安置胸腔闭式引流后，密切连续观察引流装置是否通畅，妥善固定引流管，保持引流管通畅，更换引流瓶时，应确保玻璃管下垂在水面下1～2cm，并严格执行无菌操作。鼓励患者适当翻身，并进行深呼吸和咳嗽。

5.观察并及时记录引流液的色、性质及量。搬动患者时需用双止血钳将引流管交叉双重夹紧，防止在搬动过程中发生管道脱节，漏气等意外情况，每日更换胸腔闭式引流瓶应将近心端的引流管夹住，待处理妥当后松开止血钳，避免气体进入胸腔。

6.血胸患者引流时，密切观察病情变化，监测生命体征，如血压、心率、呼吸等。

7.给予鼻导管或鼻塞吸氧。

8.保持病室清洁、安静，协助患者采取舒适卧位，保证患者充足的休息时间并满足患者的生活需要，嘱患者保暖。

9.多食粗纤维、新鲜蔬菜和水果，保持大便通畅。消除紧张心理情绪，促进身体休息。

（四）支气管哮喘

1.按内科及本系统疾病的一般护理常规执行。

2.呼吸困难的护理：严密观察病情变化，每隔10～20min监测血压、脉搏和呼吸一次。观察呼吸的次数、比例、深浅度和节律的变化及水、电解质、酸碱平衡情况，准备记录出入热量。按医嘱给予吸氧2～4L/min，伴高碳酸血症者应低流量吸氧。哮喘发作时采取坐位或半卧位。保持呼吸道通畅，遵医嘱给予支气管解痉药并观察药物的不良反应。去除紧身衣服和厚重被服，减少胸部压迫。避免和去除诱发因素。

3.观察咳嗽性质、时间、痰液的色、质、量及黏稠度，教会患者掌握深呼吸和有效咳嗽、咳痰的技巧，协助翻身拍背，嘱多饮温开水以湿润呼吸道，鼓励患者咳出痰液。遵医嘱给予雾化吸入，指导患者使用各种雾化治疗；哮喘患者不宜用超声雾化吸入。必要时经鼻腔或口腔吸痰。

4.保持适宜温湿度，空气洁净清新，环境安静，避免精神刺激，减少对患者情绪的影响，保证充分休息，根据哮喘发作的规律制定作息时间。保持口腔清洁，增进食欲，给予营养丰富、清淡的饮食。多吃水果和蔬菜，忌食诱发哮喘的食物，如鱼、虾。

5.哮喘发作的患者，注意补充液体，若无心、肾功能不全，鼓励患者每天饮水约2～3L。

6.急性发作期，医护人员态度要沉着冷静，多安慰患者，给患者以安全感。缓解期患者会产生焦虑、悲观的情绪，医护人员应有同情心，协助患者查找致敏原和诱发因素。

（五）支气管扩张症

1.保持室内适宜温湿度，减少患者与刺激物的接触，保证摄入足够的水分，每日饮水量应在1.5L～2L。

2.指导有效的咳嗽（患者取舒适体位，先行5～6次深呼吸，而后于深吸气末保持张口状，连续咳嗽数次使痰到咽部附近，再用力咳嗽将痰排出），或选用敏感的抗生素或黏液溶解剂加生理盐水作超声雾化吸入，使呼吸道湿润，痰液稀释，以利排痰。

3. 指导患者作体位引流，根据不同部位每日定时进行体位引流，并在饭前进行，向患者说明体位引流的目的及操作过程，每日2～3次，每次15～20min，引流过程中应观察病情变化，如出现咯血、发绀、呼吸困难、疲劳等情况及时停止，并认真观察并正确记录每日引流出的痰量、性质；体位引流前给予雾化吸入，效果更佳。引流后用淡盐水漱口，保持口腔清洁，增加食欲。

4.咯血的护理

（1）嘱卧床休息，注意观察有无咽痒、发干、胸闷、心悸、面色苍白等大咯血先兆。有异常及时与医师联系，必要时采取抢救措施。

（2）给予心理安慰使患者保持镇静，解除恐惧。鼓励患者将血咯出。

（3）准备好抢救物品如：吸引器、氧气、气管插管、气管切开包、鼻导管、喉镜、止血药、呼吸兴奋剂、升压药及备血等。

（4）重症患者在吸痰前后适当提高吸入氧的浓度。

（5）大咯血者立即取头低脚高位或俯卧位，并拍背将头偏向一侧，并及时吸出口腔内的血块，鼓励其将血咯出；应用止血药注意观察用药效果和不良反应的发生。

5.给予高蛋白、多纤维素的饮食并做好口腔清洁。

6.遵医嘱合理使用抗生素。并观察疗效和不良反应。

（六）阻塞性肺气肿、慢性肺源性心脏病

1.保持环境安静，避免光线刺激，病室温度、盖被厚度适宜，通风良好，空气新鲜。

2.根据病情选择适当体位，肺气肿患者在病情允许的情况下，白天可适当增加活动量，并有计划地安排护理活动，以尽量保证患者的睡眠。肺心病患者避免过度劳累，保证其身心得到良好的休息。协助患者满足生活需要。

3.呼吸困难伴低氧血症者，给予氧疗，一般采取鼻导管吸氧，流量1～2L/min，持续性吸氧，特别是睡眠期间不可间断，注意氧疗的效果监测，吸氧装置专人专用并定期消毒，注意安全。

4.协助患者翻身、拍背，指导患者深吸气后有意识地咳嗽，以利排痰；定时超声雾化吸入利于痰液排出；危重患者定时翻身拍背，无力咳痰给予吸痰；以保证呼吸道的通畅。

5.遵医嘱给药，注意药效和观察副作用以及毒性反应；如建立人工气道要加强湿化，遵医嘱气道内滴药，并预防感染。滴药后及时吸痰。根据病情控制输液速度和输液量。

6.观察生命体征 神志、血压、脉搏、呼吸及皮肤黏膜、球结膜、尿量的变化。特别观察呼吸的频率、节律、幅度及其变化特点，观察患者有无烦躁，失眠，定 向障碍等，皮肤或黏膜有无出血现象；定时监测血气分析如：动脉血氧分压和二氧化碳分压。

7.肺心病者密切观察病情变化，注意患者的体温、脉搏、呼吸、血压、心率、瞳孔和神志的变化，根据病情定时测量并记录，以便早期发现肺性脑病、呼吸衰竭和心力衰竭。对昏迷患者应做好皮肤和口腔护理。准确记录出入量。

8.根据患者病情及饮食习惯制定其乐于接受的高热量、高蛋白、高维生素的饮食计划，做到少量多餐，避免因饱胀而引起呼吸不畅；呼吸困难并便秘者，应鼓励多饮水，多进食高膳食纤维的蔬菜和水果；肺心病者，应限制钠水的摄入量，钠盐每日小于3克，水分每日小于1500mL。

9.出现烦躁不安、睡眠昼夜颠倒者，应注意患者的安全。

10.呼吸衰竭的护理

（1）密切观察神志、血压、呼吸、脉搏、体温、尿量和皮肤色泽等，按医嘱正确使用各种药物并观察各类药物作用和副作用（尤其是呼吸兴奋剂）。

（2）密切观察动脉血气分析和各项化验指标变化。

（3）保持呼吸道通畅，神志清醒者鼓励患者咳嗽、咳痰，更换体位和多饮水。

（4）危重患者每2～3h翻身拍背一次，帮助排痰，观察痰液的量、颜色、气味及黏稠度。如建立人工气道患者，应加强湿化吸入。

（5）神志清醒者可每日2～3次做超声雾化吸入，每次10～20min，根据血气分析和临床情况合理给氧。

（6）危重患者或使用机械通气者应做好特护记录单并保持床单平整、干燥，预防发生压力性损伤。使用鼻罩或口鼻面罩加压辅助机械通气者，做好该项护理有关事项。建立人工气道（气管插管或气管切开）应按人工气道护理要求护理。

（7）能进食者鼓励患者多进高蛋白、高维生素食物（安置胃管患者应按胃管护理要求）。

（8）保持病室整洁、通风，每日2次，严格控制陪客和家属探望。

（9）正确留取各项标本。

第四节　代谢性内分泌系统疾病

（一）一般护理

1.按内科一般护理要点执行。

2.休息与卧位应根据不同疾病进行具体护理，轻者休息或卧床休息，危重或做特殊检查者绝对卧床休息。

3.根据不同疾病给予各种治疗饮食并嘱患者遵守膳食原则。

4.护士要求向患者讲解有关疾病知识，并做必要的解释取得合作，以便诊治、保证试验过程和标本采集准确无误。

5.危象患者应绝对卧床休息，设专人护理，保持环境安静，避免声、光等不良刺激。

6.根据病种及病情向患者及家属进行健康教育，给予患者精神心理支持，关心和体谅患者，避免伤害患者自尊，注意患者的行为举止，预防自杀行为的发生。

（二）糖尿病

1.病室温湿度适宜，空气新鲜；指导患者注意个人卫生，保持全身和局部清洁，加强口腔、皮肤和阴部的清洁，做到勤洗澡、勤换内衣；保持呼吸道通畅，避免和呼吸道感染者接触，重症患者应每日给以特殊口腔护理；如有自主神经紊乱造成尿潴留者，可采用人工诱导排尿、膀胱区热敷或按摩等方法，以上方法无效时，应在严格无菌操作下行导尿术。

2.每天检查足部一次，注意观察足部神经感觉、足背动脉搏动情况、皮肤颜色、温度的改变；注意保护足部，鞋袜不宜过紧，保持趾间干燥、清洁。经常检查有无外伤、鸡眼、水泡、趾甲异常等，并及时处理。剪趾甲时注意剪平，不要修剪过短。教育患者不赤脚走路，冬天使用电毯或烤灯时谨防烫伤。

3.当患者眼睛出现视物模糊，应减少活动，保持大便通畅，以免用力排便。视力下降时，加强日常生活的协助和安全护理。

4.合理的休息与运动，禁烟，根据病情、有无并发症、体力、胰岛素治疗及饮食治疗等情况选择适当的体育锻炼，以有氧运动为宜，如散步、慢跑、打太极拳及球类活动等；生活要有规律；注意循序渐进并长期坚持，运动方式可结合患者的爱好，如老年人以散步为宜，但不应超过心肺及关节的耐受能力，否则会导致并发症，也不宜在酷热及炎热的阳光下、凛冽的寒风中和空腹时运动。每日起居应有规律，养成早睡早起的好习惯。

5.让患者明确饮食控制的重要性，指导患者计算标准体重，按标准体重和工作性质计算每日总热量。成人休息时每日每公斤理想体重给予热量105～125.5KJ，轻体力劳动125.5～146KJ，中度体力劳动146～167KJ，重体力劳动167KJ 以上。儿童、孕妇、乳母、营养不良及消耗性疾病可酌情增加，肥胖酌减，使体重下降至正 常标准5%上下。严格定时定量进餐，三餐热量分布一般为1/5、2/5、2/5或1/ 3、1/3、1/3。食物中碳水化合物、蛋白质、脂肪占食物总热量的比例一般为：50%～60%、12%～15%、30%～35%。每日饮食中食用纤维的含量不应少于40克；其主副食数量要基本固定，严格按照医师制定的食谱进食，避免随意增减。

6.使用降糖药和胰岛素治疗患者的护理

（1）胰岛素需置于0～50。C冰箱存放。

（2）抽吸胰岛素剂量必须准确，抽吸时摇匀并避免剧烈振荡。

（3）观察和预防胰岛素不良反应，如低血糖反应、胰岛素过敏及注射部位皮下脂肪萎缩或增生。

（4）两种胰岛素合用时，先抽吸短效胰岛素，后抽吸中效及长效胰岛素。

（5）掌握胰岛素的注射时间，普通胰岛素于饭前半小时皮下注射，鱼精蛋白锌胰岛素在早餐前1h皮下注射；在应用胰岛素的过程中，应监测血糖的变化。

（6）遵医嘱给予降糖药者，观察药物的副作用，指导患者按时进餐，切勿提前或推后，并记录24h出入量。

7.每周定期按时测体重，必要时记录出入量。

8.患者易产生焦虑，应鼓励患者，坚持控制血糖，可避免或延缓并发症的发生，并给予精神上的支持。

9.观察患者的生命体征和病情的变化，早期发现有无酮症酸中毒等并发症，监测患者的临床症状，监测并记录尿糖、血糖和血、尿酮体水平，遵医嘱监测动脉血气分析，一旦发生酮症酸中毒，则立即建立静脉通路，遵医嘱补液，给予有关治疗。

（三）甲状腺功能亢进

1.保持病室环境舒适和干净，避免各种刺激，使患者保持安静，绝对卧床休息，有呼吸困难者应取半卧位并立即吸氧。保证房间通风设备良好，保持室温凉爽恒定，室温保持在20℃左右。

2.给予高热量、高蛋白、富含维生素和钾、钙的饮食，限制高纤维素饮食，如粗粮、蔬菜等。避免吃含碘丰富的食物，如海带、紫菜等，禁止摄入刺激性食物及饮料。

3.做好生活护理，甲亢患者代谢高，产热多，经常出汗烦躁，需予以理解和关心，室内宜通风，以减少出汗。多进饮料以补充丢失的水分，但避免给浓茶、咖啡。让患者勤洗澡常换内衣，对个人卫生舒适的要求，尽量给予满足。

4.护士接触患者应关心体贴，态度和蔼，避免刺激性语言和各种诱发甲状腺危象因素，仔细耐心做好解释疏导工作，解除患者的焦虑紧张情绪，使患者建立信赖感，配合治疗。

5.有重症浸润性突眼者，注意保护角膜和球结膜，可用眼罩防止光、风、灰尘刺激。结膜水肿，眼睑不能闭合者，涂以抗生素眼膏或用生理盐水纱布湿敷，抬高床头，限制水及盐的摄入，防止眼压增高，并训练眼外肌活动。

6.严密观察体温、脉搏、呼吸、血压、神志等的变化，注意观察甲状腺危象的症状，如出现严重乏力、烦躁、发热（39度以上）多汗、心悸、心率达120次分以上，伴食欲减退、呕吐、腹泻等，应立即通知医师并协助处理。观察尿量，按医嘱进行输液，详细记录病情及出入量，做好床边交接班。

7.及时准确合理按医嘱用药，积极准备好抢救物品，如镇静剂、血管活性药物、强心剂等。为患者实施有计划地集中的治疗和护理，避免过多地打扰患者。

第五节　心血管系统疾病

（一）一般护理

1.了解患者主诉，如有胸闷、胸痛、心悸、气急者，密切观察疼痛的部位、性质、持续时间，及时通知医师采取相应措施。患者一旦发生晕厥，应立即就地抢救并通知医师；及时给予吸氧，建立静脉通道；按医嘱准、稳、快地使用各类药物；若患者出现心搏骤停，立即进行心、肺、脑复苏。

2.观察生命体征的变化，定时测量脉率、心率、心律、呼吸和血压。

3.熟练掌握常用仪器、抢救器材及药品的使用及简单故障的处理。

4.抢救用品五固定即：定点放置、定人保管、定量供应、定时核对、定时消毒；使其保持完好备用状态。

5.一般缺氧患者遵医嘱给予氧疗：非严重缺氧患者采用低流量鼻导管吸氧，即2～4L/min，浓度30%～40%，严重缺氧者6～8L/min。急性肺水肿患者采用

30%~50%乙醇湿化交替吸氧。肺源性心脏病患者予以持续低流量持续吸氧，呼吸功能不全者使用面罩加压吸氧或必要时行机械通气。

6.鼓励卧床患者多食蔬菜、水果及富含纤维素食物，养成每日排便习惯。对便秘患者可用手沿结肠行走方向轻轻揉压，连续数日未解食者可给予缓泻剂或低压温水灌肠，无效时可戴手套润滑手指后轻轻将粪便抠出。对危重患者记录24h出入量，定时测体重。

7.对心功能不全、急性心肌梗死、严重心律失常、急性心肌炎患者，协助其生活起居及个人卫生的处置。

8.重症患者（如心肌梗死等）需绝对卧床休息，病情稳定者逐渐床上活动乃至下床活动，长期卧床者每2个h更换体位，心功能不全者采取半卧位或端坐位。

9.饮食护理：宜给高维生素、易消化饮食；少量多餐、避免刺激。高血压、冠心病、心功能不全患者应限制钠盐的摄入。

10.熟练掌握心血管常用药物的剂量、方法、作用及副作用，正确指导服药。如应用洋地黄类药物时应准确掌握剂量，用药前后密切注意心率、心律变化；利尿剂应用中应注意尿量及电解质变化；扩血管药物应用时应定期测量血压，准确控制和调节药物的浓度与使用速度；抗凝药物使用时应注意患者有无出血现象。

11.应保持良好工作情绪，关心、体贴、鼓励患者，做好充分的解释、安慰工作，避免他人谈论任何令患者烦恼、激动的事，协助患者克服各种不利于疾病治疗的生活习惯和嗜好。

（二）慢性心功能不全

1.按内科系统及本系统疾病的一般护理常规执行。

2.取半卧位或端坐位安静休息，鼓励患者多翻身、咳嗽，尽量做缓慢的深呼吸；重度水肿患者，应定时翻身，保持床单位整洁、干燥。呼吸困难者易发生口干、口臭，应做口腔护理。

3.给予氧气吸入，根据缺氧程度不同调节氧流量。

4.呼吸困难者观察神志、面色、呼吸（频率、节律、浓度）心率、血压、尿量等变化。给予坐位或半坐位双下肢下垂，并给予30%~50%酒精湿化间断吸氧，每次持续20~30min。遵医嘱及早、准确使用镇静、强心、利尿、血管扩张剂。

5.合并呼吸道感染时，注意保暖，保持室内空气新鲜；定时翻身拍背，鼓励和协助患者咳嗽。鼓励患者做床上肢体活动或被动运动，当患者肢体远端出现疼痛、肿胀时，应及时检查及早诊断处理。

6.密切观察洋地黄毒性反应：①胃肠道反应如食欲不振、恶心、呕吐。②神经系统表现如头痛、乏力、头晕、黄视、绿视。③心脏毒性反应如频发室性期前收缩呈二联率或三联率、心动过缓、房室传导阻滞等各种类型的心律失常。一旦发生中毒，立即协助处理：①停用洋地黄。②补充钾盐，可口服或静脉补充氯化钾，停用排钾利尿剂。③纠正心律失常。

7.合理休息，根据心功能受损程度而定。

①心功能Ⅰ级——患者应适当休息，保证睡眠，但不限制一般的体力活动；需注意劳逸结合，避免剧烈运动和重体力劳动。

②心功能Ⅱ级——适当限制体力活动，应增加休息，强调下午多休息，可不影响轻体力活动和家务劳动。

③心功能Ⅲ级——患者严格限制一般的体力活动，增加卧床休息时间，日常生活可以自理或在他人协助下自理。

④心功能Ⅳ级——患者绝对卧床休息，生活有他人照顾，可在床上做被动运动，原则上以不出现临床症状为限。当病情好转时应尽早做适当的活动。

饮食以高维生素、低热量、少盐、少油、富含钾、镁及适量纤维素的食物为宜，宜少量多餐，避免刺激性食物，对少尿患者应根据血钾水平决定食物中含钾量。

（三）急性心功能不全

1.按内科系统及本系统疾病的一般护理常规执行。

2.安置于危重监护病房，立即协助患者取坐位、双腿下垂，给予持续心电、呼吸、血压、血气分析等监护，注意心率、心律 、心音强弱变化，详细记录护理内容。

3.给予高流量氧气吸入6～8L/min，并通过20%～30%的酒精湿化，但时间不宜过长，要间歇使用，根据需要给予呼气末正压机械通气。密切观察患者呼吸频率、意识、精神状态、皮肤颜色及温湿度、尿量、出汗等变化。

3.协助患者咳嗽，保持呼吸道通畅。

4.快速建立静脉通道，遵医嘱给予快速、强效的强心剂及利尿剂，准确记录出入量。

5.严格控制输液速度。

6.指导患者进行自我心理调整，保持情绪稳定。

（四）心律失常

1.按内科系统及本系统疾病的一般护理常规执行。

2.用药护理 遵医嘱准确给予抗心律失常药物并观察疗效。在用药过程中应密切观察药物反应，防止过量或严重的毒副作用发生，并给予相应的护理。

3.心电监护 对严重心律失常进行心电监护，护士应熟悉监护仪的性能、使用方法，要注意有无引起猝死的危险征兆，一旦发现立即报告医师，做出紧急处理。

4.阿–斯综合征抢救的护理配合

（1）立即叩击心前区进行人工呼吸，通知医师，备齐各种抢救药物及物品。

（2）建立静脉通道，遵医嘱按时正确给药。

（3）心室颤动时积极配合医师做电击除颤或安装工人心脏起搏器。

4.心搏骤停抢救的护理配合

（1）同阿–斯综合征抢救配合法。

（2）保证给氧，保持呼吸道通畅，必要时配合医师行气管插管及应用呼吸机辅助呼吸，并做好护理。

（3）建立静脉通道，准确、迅速、及时地遵医嘱给药。

（4）脑缺氧时间较长者，头部可置冰袋或冰帽。

（5）注意保暖，防止并发症。

（6）监测24h出入量，必要时留置导尿。

（7）严密观察病情变化及时填写特护记录。

5.室上性心动过速发作较频，再次发作时间较短者，可用以下方法进行自救。

（1）刺激咽部，诱发恶心。

（2）深吸气后屏气，再用力做呼气动作。

（3）按压一侧肱动脉窦5～10S。

6.鼓励其正常工作和生活，注意劳逸结合，轻度心律失常患者应适当休息，避免劳累；严重心律失常患者应卧床休息；为患者创造良好的安静休息环境，协助做好生活护理。

7.测量各种心律失常脉搏时，每次测量时间不少于1min。特殊检查，要向患者解释其注意事项，鼓励患者消除顾虑配合检查。

8.饮食不宜过饱，以高蛋白、高维生素、低钠为主，多吃新鲜蔬菜和水果，少食多餐，避免刺激性食物，戒烟、酒、浓茶和咖啡；保持大便通畅。

9.备好抢救用品，包括各种抢救药品和抗心律失常药物及各种抢救器械，如除颤仪、氧气，起搏器等要处于备用状态。

10.消除患者焦虑，恐惧情绪，给予必要的解释和安慰，对于进行心电监护的患者，需加强巡视，给予患者较多的心理支持，有利于配合治疗。

（六）急性心肌梗死

1.按内拉系统及本系统疾病的一般护理常规执行。

2.给予心理支持，消除紧张恐惧心情，注意控制自己的情绪，不要激动。并避免过度劳累及受凉感冒等。

3.绝对卧床休息3周，保持环境安静，减少探视，防止不良刺激，解除焦虑。第2周可在床上做四肢活动。第3～5周可协助患者离床站立，逐渐在室内缓步活动。病重合并严重并发症者，卧床时间可延长。卧床期间应加强护理，避免不必要的翻动，并限制探视，进食、洗漱、大小便均要给予协助，尽量避免患者增加劳力，病情稳定鼓励患者床上做肢体活动，以后可按病情逐渐增加活动量。病室环境应安静、舒适、整洁、室温合适。

4.加强心电监护，密切观察24h心电图、血压、呼吸，必要时进行血流动力学监测，注意尿量、意识等情况；准确及时记录24h的出入量。床边心电、呼吸、血压的监测，配备必要的抢救设备和用物。

5.起病3～6h内的患者可行静脉内溶栓，要观察出血倾向，经常化验患者的尿、大便、凝血时间及凝血酶原时间。尿中出现红细胞往往是出血的早期征象，应及时通知医师。输液速度勿快，根据病情每min 15～40滴，观察有无肺水肿出现。金融栓治疗，冠状动脉再通后又再堵塞，或虽再通但仍有重度狭窄者，可紧急行经皮腔内 冠状动脉成形太放支架术扩张病变血管。

6.最初几日间断或持续吸氧。疼痛发作时绝对卧床休息，注意保暖，给予及时有效地解除疼痛的药物。

7.观察有无三大并发症出现

（1）严密观察示波器上的心电图变化。如有室性期前收缩或室性心动过速，立即用利多卡因50～100mg静脉注射，继以1～3mg/min的速度静脉滴注维持。发生室颤时，尽快配合医师采用非同步直流电除颤。心率低于50次/min，可用阿托品治疗。二度房室传导阻滞药物治疗无效时，配合医师安装临时起搏器。

（2）密切观察血压、神志、表情、面色、出汗、心率、尿量、口渴。末梢循环等情况。如有休克发生，每15～30min测血压、呼吸、心率1次，并记录尿量。取休克卧位，注意保暖。根据休克的不同原因，按医嘱采取不同疗法：如补充血容量，给升压药、血管扩张药。糖皮质激素，并纠正酸中毒等。有条件者可采用主动脉内气囊反搏术辅助循环，然后做坏死心肌切除等手术。若用升压药时应防止液体外渗，以免引起组织坏死。

（3）严密观察心率。呼吸、肺部啰音的变化。如有心力衰竭（主要是急性左心衰竭），要安慰患者，使其安静，按医嘱给予吗啡或哌替啶利尿剂与血管扩张剂。无低血压呼吸困难患者可选用半卧位。备好各种药物与器械，积极配合抢救。

8.密切观察生命体征变化，预防并发症，如乳头肌功能失调或断裂、心脏破裂、室壁瘤、栓塞等。

9.避免肢体血栓形成及便秘　对于卧床时间较长的患者应定期做肢体被动活动，避免肢体血栓形成。由于卧床及环境、排便方式的改变，容易引起便秘。要提醒患者排便忌用力过度，因排便用力可增加心脏负荷，加重心肌缺氧而危及生命，可给些轻泻剂或开塞露通便，便前可给予口含硝酸甘油片或异山梨酯等。

10.饮食宜清淡　要吃易消化、产气少，含适量维生素的食物如青菜、水果和豆制品等，每天保持必需的热量和营养，少食多餐，避免因过饱而加重心脏负担，忌烟、酒。少吃含胆固醇高的食物，如动物内脏、肥肉和巧克力等，有心功能不全和高血压者应限制钠盐的摄入。

11.护士与其保持良好的沟通，了解患者的思想活动，尊重患者的人格，确认患者的痛苦，接受患者对疼痛的行为反应。

（七）高血压

1.按内科系统及本系统疾病的一般护理常规执行。

2.轻度高血压者可做一般日常工作；中度高血压适当休息；严重高血压，尤其舒张压在14.6KPa以上者宜卧床休息。通过治疗血压稳定在一般水平、无明显脏器功能损害者，除保证足够的睡眠外可适当参加力所能及的工作，并提倡适当的体育活动，如散步、做操、打太极拳等，不宜长期静坐或卧床。

3.舒适安静的环境与良好的服务，可使患者保持平静的心情。了解患者的性格特征和有无引起精神紧张的心理社会因素，根据患者不同的性格特征给予指导，训练自我控制的能力，同时指导亲属要尽量避免各种可能导致患者精神紧张的因素，尽可能减轻患者的心理压力和矛盾冲突。

4.饮食以低动物脂肪、低胆固醇为主，超体重者应控制饮食量。多吃蔬菜水果，限制钠盐，多食含维生素、蛋白质的食物，适当控制食量和总热量，以清淡、无刺激的食物为宜，忌烟酒。避免屏气或用力排便。

5.说明药物的名称、剂量、服药注意事项、作用与副作用。

6.严密观察病情，注意合并心、血管、脑、肾病的护理，观察有无头痛、头晕、恶心、呕吐、气促、面色潮红、视物模糊、肺水肿等。对有心、脑、肾并发症患者应严密观察血压波动情况，详细记录出入液量，对高血压危象患者监测其心率、呼吸、血压、神志。

（1）高血压性心脏病患者如有心力衰竭出现，按心力衰竭护理；伴有冠状动脉硬化者，常突然心绞痛，应立即通知医师协助处理。

（2）高血压危象时，绝对卧床休息，吸氧，按医嘱给予降压、解痉、脱水剂、镇痛剂，并加床挡以防意外，注意皮肤及口腔护理。用硝普钠降压时，注意该药溶液对光敏感，需新鲜配制，纱布包裹。并做好血压监测。大剂量或应用时间较长者，可发生巯氰酸中毒，应每72h监测一次氰化物浓度。为防直立性低血压，应告诫患者不要突起、突卧及下床以防晕厥。

（3）合并主动脉夹层动脉瘤时要做到：胸痛发作时应及时有效止痛；详细记录疼痛的特征、部位、形式、强度、性质、持续时间等；指导患者减轻疼痛的方法（如嘱患者放松、深呼吸）；血压升高时应遵医嘱选用降压药，指导患者按时服药，生活规律，保证充足睡眠，消除紧张心理。

（4）合并脑出血时要做到：监测生命体征血压、脉搏、心率、心律、神志等变化；提供保护性护理意识不清时加床挡，抽搐时用牙垫；记出入量，保证出入量平衡；去除造成血压升高的因素 紧张、焦虑、兴奋、疼痛、劳累等。

7.尽可能在平静休息的状态下服药，若服药后出现软弱无力。晕厥、恶心不适或血压下降，应立即躺卧，抬高下肢，以促静脉回流。

8.强调按医嘱服药的重要性，避免因突然停药，而引起反弹性高血压。

9.指导家属与患者自我测量与记录方法，应每天固定时间测量，上午8～10点测量血压最为恰当。当收缩压高于26kPa，应及时和医师联系并给予必要的处理。

10.出现头痛、肩部僵直感、恶心等症状，应立即卧床，头部稍抬高，减少搬动，教会患者缓慢改变体位，保持安静，迅速建立静脉通道。高血压急症时给予吸氧，保持呼吸道通畅，开放静脉通道。

11.对有失眠或精神紧张者，在进行心理护理的同时配以药物治疗或针刺疗法。

12.冬季应注意保暖，室内保持一定的室温，洗澡时避免受凉。

（八）病毒性心肌炎

1.按内科系统及本系统疾病的一般护理常规执行。

2.心悸、胸闷时要保证患者休息，急性期需卧床。遵医嘱给药，并观察疗效。胸闷、心悸加重或持续不缓解时，遵医嘱给予氧气吸入。

3.有心律失常和心力衰竭者按照相应护理常规护理。

4.活动期或伴有严重心律失常、心力衰竭者应卧床休息，并给予吸氧。症状好转后，方能逐渐起床活动，病室内应保持新鲜空气，注意保暖。

5.高蛋白、高维生素、富于营养、易消化饮食；有心衰进，限制钠盐摄入；忌烟、酒和刺激性食物；宜少量多餐，避免过饱。

6.遵医嘱及时准确地给药，观察用药后的效果及副作用。

7.多陪伴患者，关心患者，协助生活护理，减轻患者心理压力，主动配合治疗、护理。

第六节　血液系统疾病

（一）血液系统疾病一般护理

1.按内科疾病一般护理常规执行。

2.保持空气清新，定期空气消毒。

3.严格执行消毒隔离制度和无菌操作。

4.病情轻或缓解期患者适当休息，病情严重者，需绝对卧床休息。

5.按医嘱给营养丰富，易消化饮食，贫血严重者给高热量、高蛋白，含维生素丰富的食物。

6.严密观察病情变化，注意患者是否有贫血、出血倾向、发热、寒战等症状。

7.与患者建立融洽的关系，耐心细致做解释工作，解除患者的忧虑，使其振奋精神，密切配合治疗。

8.定期更换内衣及床单，用温水擦浴，保持皮肤清洁干燥，长期卧床患者应按时翻身，以免发生压力性损伤。

9.嘱患者每日刷牙，有出血倾向患者，应勤漱口，用棉棒蘸生理盐水轻擦洗口腔，有溃疡可涂碘甘油。

10.遵医嘱准备并协助医师做好各种治疗，同时按要求留取各种标本及时送检。

11.实施化学药物或放射性治疗的患者，注意观察疗效及反应，并鼓励患者多饮水，加强利尿、促进酸的排泄。

12.进行健康指导，预防旧病复发，鼓励慢性患者坚持治疗，定期复查。

（二）营养性贫血

1.按内科及本系统疾病的一般护理常规执行。

2.适当活动与休息，活动量根据患者的贫血程度及发生速度制定，以不感到疲劳、不加重症状为度，妥善安排护理及治疗时间；重度贫血应卧床休息，伴缺氧者给予氧气吸入；保持房间温度，需要时增加盖被，并协助做好生活护理。

3.食欲不振、腹胀的护理

（1）鼓励患者少食多餐，提供色、香、味俱全的饮食。

（2）能够下床活动的患者，协助患者每天在床旁活动。

（3）严重腹胀的患者可以肛管排气。

4.眼睑水肿、下肢压陷性水肿的护理 加强皮肤护理，定时翻身。

5.合并贫血性心脏病的护理

（1）遵医嘱给予低流量吸氧。

（2）根据病情选择适当的体位。

（3）遵医嘱给予输血，严格控制输血量和输血速度：20～30滴/分。

6.神经、精神异常的护理

（1）有人守护，加床挡，防止摔伤等意外。

（2）保持皮肤清洁、干燥，防止皮肤损伤。

（3）遵医嘱给予叶酸、维生素和铁剂制剂。

7.纠正饮食习惯，进食含铁丰富的食物，如肝、香菇、肉类等；进食含叶酸和维生素B12丰富的食品，如肝、肉类、蛋类、瓜果。

8.遵医嘱口服铁剂并饭后服用，忌茶，若铁剂为水制，用吸管吸入，防止牙龈染色，注意观察副作用。

（三）贫血

1.贫血严重时患者应卧床休息，注意突然起床或蹲位站立，以避免突厥性跌倒。

2.给予高蛋白、高热量、高维生素及含无机盐丰富的饮食，消除择食怪癖。溶血性贫血患者应避免饮食中一切可能发生溶血的因素。

3.保持室内空气新鲜，有充足的阳光照射，注意防寒保暖。

4.病室定期空气消毒，患者不串病房，以免交叉感染。

5.保持皮肤清洁，皮肤黏膜有破溃时应做局部处理。

6.输血护理

（1）抽静脉血1～2mL做交叉配血。

（2）查对献血员及受血者姓名、性别、年龄、血型。

（3）查看血液有无溶血、变色、凝块及絮状物，不得随意输入。

（4）输血时严格执行无菌操作及查对制度。

（5）血液从血库取出后，切勿剧烈振荡，以免红细胞大量破坏而引起溶血，血液不能加温，以免因血浆蛋白凝固变性而发生反应。

（6）输血开始时，速度宜慢，观察15min后再根据病情调整速度。严重贫血患者每公斤体重每h输入量不超过1mL，否则可引起心衰而危及生命。随时观察输血情况，严防输血反应。

7.心理护理

注意与患者及其家属的沟通，及时解释和说明病情，缓解患者及其家属的紧张和焦虑感，使其以愉快的心态配合治疗和护理。

（四）出血的护理

注意皮肤黏膜有无出血点或瘀斑，并注意其出现的部位、大小、数目及出现的时间，观察有无呕血、便血等内脏出血的征象。

2.不要用手抠鼻痂或用牙签剔牙，防止鼓膜损伤出血。

3.治疗药物宜口服，避免肌肉注射，尽量避免手术。

4.急性溶血和急性白血病，尤其M3型或并发严重感染时须注意早期DIC表现，如DIC早期的高凝状态及注射处皮下渗血。

5.颅内出血患者应观察脉搏、血压、呼吸、神志、瞳孔的变化。消化道出血应记录出血量，详细记录病情。

6.局部出血可冷敷或放冰袋，压迫止血或用肾上腺素、麻黄素浸湿药棉压迫局部。

7.根据出血的不同机制，补充凝血因子或血小板，输新鲜血液和血浆。

8.心理护理 注重与患者及其家属的沟通，及时解释和说明病情，缓解患者及其家属的紧张和焦虑感，使其以愉快的心态配合治疗和护理。

（五）感染的护理

1.病室空气消毒，紫外线照射每日1～2次，保持空气新鲜，阳光充足。

2.中性粒细胞计数低于0.5×109/L者，应住隔离病房，如有条件应住层流病室。

3.限制探视。

4.保持个人卫生，勤洗澡，勤换衣，剪指甲，会阴和肛门部位每天彻底清洗，如有肛周感染，每次便后用1∶5 000PP粉坐浴30min左右，女患者每天两次冲洗会阴部。

5.发热是感染的最常见症状，应注意患者的体温变化及热型。

6.高热患者头部冷敷或冰袋置于两侧颈动脉部位，以降低颅内温度，补充足够量液体，注意电解质及酸碱平衡。

7.心理护理与健康教育 注重与患者及其家属的沟通，及时解释和说明病情，缓解患者及其家属的紧张和焦虑感，使其以愉快的心态配合治疗和护理。向患者及其家属说明疾病的相关知识、治疗护理要点及相关注意事项，并做好住院指导。

（六）口腔护理

1.对贫血、出血较重或粒细胞减少的患者用软毛牙刷每日刷牙1～2次，根据病情不同，患者进食前后、晨起睡前可选用不同的杀菌液漱口，如朵贝尔溶液1%～3%过氧化氢溶液，2%～3%硼酸溶液或1%～4%碳酸氢钠溶液含漱，以清洁口腔。绿脓杆菌感染时用0.5%庆大霉素溶液含漱，霉菌感染可涂1%～2%龙胆紫或用克林唑粉剂及制霉菌素甘油涂抹。

2.进行口腔护理之前可在不同部位取分泌物做细菌培养和药物敏感试验，必要时做霉菌培养试验。

3.口腔黏膜糜烂用1%～3%过氧化氢溶液清洁患处再用干棉签拭净，涂蛋黄油、鱼肝油、冰硼散或抑菌素粉剂，每日2～3次，直到溃疡愈合。

4.齿龈出血时应除去血块，涂25%碘甘油或止血粉，吸收性明胶海绵置出血部位压迫止血。

5.心理护理与健康教育　注重与患者及其家属的沟通，及时解释和说明病情，缓解患者及其家属的紧张和焦虑感，使其以愉快的心态配合治疗和护理。向患者及其家属说明疾病的相关知识、治疗护理要点及相关注意事项，并做好住院指导。

（七）化疗的护理

1.预防感染，应对化疗患者采取必要的保护性隔离，如有条件应收住层流病室。

2.隔离室用PP粉6克、甲醛12mL，加水6L（以每立方米计算），密闭氧化熏蒸12 h，用1：300的84消毒液擦拭内壁家具、紫外线照射，空气培养合格后收住患者。

3.工作人员必须严格执行无菌操作规范，洗手、换鞋、换无菌隔离衣、戴口罩、帽子才能进行化疗工作。

4.大剂量化疗期间密切观察患者的血象变化。

5.给予高蛋白、易消化、有营养的食物，饭后睡前用1：5 000呋喃西林漱口。

6.口服新霉素或复方磺胺甲唑以清洁肠道，便后热水擦洗肛门或1：5 000的高锰酸钾坐浴。

7.应用化疗药物时，静脉输液滴速不可过快，一般补液要求4～6h内滴完，患者出现药物反应，应及时对症处理。

8.化疗期间注意保护静脉，化疗药物外渗，需立即冷敷6～12h，并以0.25%普鲁卡因局部皮下封闭。

9.静脉注射化疗药物时，可先用0.9%氯化钠溶液进行静脉穿刺，成功后再行化疗药物静注或静脉滴注。

10.心理护理与健康教育　加强与患者及其家属的沟通，及时解释和说明病情，缓解患者及其家属的紧张和焦虑感，使其以愉快的心态配合治疗和护理。向患者及家庭说明疾病的相关知识、治疗护理要点及注意事项，并做好住院指导。

（八）缺铁性贫血的护理常规

1.休息

按病情轻重决定患者的休息与活动。轻、中度贫血患者要注意适当休息。重度贫血患者如症状重、病情发展快，应卧床休息，以减轻组织耗氧和临床症状。

2.饮食

给予含丰富铁质、蛋白质、维生素的食物如瘦肉、鸡蛋、肝、肾、豆类。贫血患者常有食欲不振，故应按患者口味进行合理调节饮食，并向患者说明饮食治疗的重要性。

3.预防感染

贫血患者大多较虚弱，抵抗力较差，易受感染，故应注意保暖，防止受凉。如患者皮肤干燥萎缩，应注意皮肤的清洁卫生，并防止破损，以免引起感染。

4.应用铁剂的护理

口服铁剂前后1～2h应禁喝浓茶，并应在饭后服用。肌注铁剂部位宜深。如出现局部疼痛，可用热敷。

5.心理护理与健康教育

注意与患者及其家属的沟通，及时解释和说明病情，缓解患者及其家属的紧张和焦虑感，使其以愉快的心态配合治疗和护理。向患者及其家属说明疾病的相关知识、治疗护理要点及相关注意事项，并做好住院指导。

（九）再生障碍性贫血

1.按内科及本系统疾病的一般护理要点执行。

2.做好精神及心理护理，做必要的解释，使其主动配合并坚持长期治疗。

3.急性型应绝对卧床休息，慢性型或中度贫血者可适当活动，重型者也需要绝对卧床休息。

4.给予高蛋白、高维生素、易消化食物，有出血倾向者给无渣半流质饮食。

5.严密观察病情、生命体征变化及神志、意识等，注意有无出血倾向，发生消化道或颅内出血时，应立即通知医生，同时备好抢救物品和药物，遵医嘱及时准确应用药物。

6.长期应用雄性激素可出现水潴留、痤疮、毛发增多，女性停经等症状，应用糖皮质激素可出现，类库欣综合症状，应做好病情的观察和解释工作。

7.重度患者输血时速度宜慢，严密观察有无输血反应。

8.指导患者坚持服药；对于悲观消极情绪，护士应经常巡视病房及时解决患者的实质问题，建立融洽的护患关系。

9.保持个人卫生清洁，做好口腔及皮肤护理，注意保暖，高热者可采用温水擦浴、禁用酒精擦浴；保持室内空气清洁，定期消毒，预防各种感染。

（十）过敏性紫癜

1.按内科及本系统疾病的一般护理常规执行。

2.观察患者瘀斑、瘀点出现的部位、大小、消退及出现时间，注意患者有无腹痛、大小便的量、色等改变。

3.保持皮肤清洁，避免皮肤受刺激，不用刺激性的肥皂洗皮肤，禁用手抓挠皮肤。

4.遵医嘱给予激素类药物，并观察糖皮质激素药物的副作用。用环磷酰胺时嘱多饮水，注意观察小便量及色泽改变。

5. 加强心理护理，能证实确切过敏原后，要避免接触过敏原，如动物异种蛋白、抗生素、花粉等。注意置患者于安静舒适的环境。

6.腹痛型的患者应观察疼痛的部位、性质、程度以及持续的时间，有无伴随症状，如恶心、呕吐、腹痛、便血等，如出现便血应定时测量血压、脉搏、记录便血量、听肠鸣。

7.关节痛的护理

（1）协助患者满足生活需要。

（2）适当按摩关节，降低肌张力。

8.肾脏受累者密切观察尿的颜色。

（十一）白血病护理要点

1.严密观察病情变化，注意有无进行性贫血、出血、发热、感染等症状，及时记录体温。脉搏、呼吸、血压、意识等情况变化，并经常了解有关检测项目，以结合临床判断病情严重程度，随时做好各种急救准备。

2.遵医嘱正确及时完成治疗，严格执行无菌操作，防止医源性感染，预防和观察治疗副反应，确保医疗安全。

3.协助做好各种实验室检查，耐心做好解释工作，取得患者合作，正确采集标本及时送检，确保检验的可靠性。

4.对患者和家属宣传疾病相关的自我保健护理知识，以及预防并发症，预防疾病复发等健康指导。

5.症状护理

（1）贫血护理：

①严重时要卧床休息，限制活动，避免突然改变体位后发生晕厥，注意安全。

②贫血伴心悸气促时应给予吸氧。

③给予高热量、高蛋白、高维生素类食物，如瘦肉、猪肝、豆类、新鲜蔬菜等，注意色、香、味烹调，促进食欲。

④观察贫血症状如面色、睑结膜、口唇、甲床苍白程度，注意有无头昏眼花、耳鸣、困倦等中枢缺氧症状，注意有无心悸气促、心前区疼痛等贫血性心脏病的症状。

⑤输血时护理认真做好查对工作，严密观察输血反应，给重度贫血者输血时速度宜缓慢，以免诱发心力衰竭。

（2）出血护理：

①做好心理护理，减轻紧张焦虑情绪。

②明显出血时卧床休息，待出血停止后逐渐增加活动。对易出血患者要注意安全，避免活动过度及外伤。

③严密观察出血部位、出血量，注意有无皮肤黏膜瘀点、瘀斑、牙龈出血、鼻出血、呕血、便血、血尿，女性患者月经是否过多，特别要观察有无头痛、呕吐、视力模糊、意识障碍等颅内出血症状，若有重要脏器出血及有出血性休克时应给予急救处理。

④按医嘱给予止血药物或输血治疗。

⑤各种操作应动作轻柔、防止组织损伤引起出血。避免手术，避免或减少肌肉注射，施行必要穿刺后应压迫局部或加压包扎止血。

⑥应避免刺激性食物、过敏性食物以及粗、硬食物，有消化道出血患者应禁食，出血停止后给予冷、温流质，以后给予半流质、软食、普食。

（3）感染的预防：

①病室环境清洁卫生，定期空气消毒，限制探视，防止交叉感染，白细胞过低时进行保护性隔离。

②严格执行消毒隔离制度和无菌技术操作防止各种医源性感染。

③保持患者机体清洁、防止体内细菌传播，做好口腔护理、会阴肛门护理，预防

各种感染。

④观察患者有无发热、感染伴随症状及体征。注意保暖，高热时给予物理或药物降温，鼓励多饮水，警惕感染性休克。

⑤按医嘱给予抗感染治疗，合理配置抗生素，观察药物效果及不良反应。

⑥对患者及家属做好预防感染的卫生宣教工作。

第七节　消化系统疾病

（一）消化系统一般护理

按内科疾病一般护理要点执行。

2.及时了解有无呕吐、便血、腹痛、腹泻、便秘等。

3.呕吐、呕血、便血、严重腹泻时，应观察血压、体温、脉搏、呼吸、神志，并详细记录次数、量、性质和出入量。

4.腹痛时，注意观察其部位、性质、持续时间及与饮食的关系；密切观察病情变化，如有病情变化及时汇报医师处理。

5.危重及进行特殊治疗的患者，如上消化道出血、肝硬化晚期、肝昏迷、肝囊肿、急性胰腺炎等，应绝对卧床休息，轻症及重症恢复期患者可适当活动。同时做好生活和基础护理。

6.对溃疡病、肝硬化腹水、急性胰腺炎、溃疡性结肠炎等患者，指导食用易消化、高蛋白、低盐或无盐、低脂肪无渣的治疗膳食；出血期应禁食，恢复期给予营养丰富、易消化、无刺激饮食。

7.讲解消化系统检查项目的注意事项，并做好检查前后的护理。当需要进行腹腔穿刺术、肝脾穿刺活检、纤维内镜、经皮肤肝穿刺介入疗法等检查时，应做好术前准备、术中配合、术后护理工作。

8.备齐抢救物品如：双囊三腔管、氧气、输血器、静脉切开包、吸痰器等及药品，严格三查七对。指导患者用药如：肝硬化食管静脉曲张患者口服药要研碎服；溃疡病患者抑酸药宜饭前或空腹服等。

9.加强心理护理，做好患者及家属的安慰工作，避免不良因素的刺激。

10.严格执行无菌操作制度和消毒隔离制度。了解患者的化验检查及一般检查项目。

11.说明坚持长期服药的重要性。

（二）上消化道出血

1.按内科及本系统的一般护理常规执行。

2.大出血时绝对卧床，取平卧位并将下肢略抬高；呕吐时可取侧卧位头偏向一侧，意识不清者应警惕误吸，必要时准备负压吸引器。

3.遵医嘱输血、输液、止血并保持静脉通畅，观察出血情况及患者的生命体征变化，必要时进行心电监护；准确记录呕血的颜色、量和出入量。

出血量估计：

胃内出血量达250mL～300mL，可引起呕血

（2）出现黑便，提示出血量在50mL～70mL甚至更多。

（3）大便潜血试验阳性，提示出血量5mL以上）。

4.便血后应擦净，保持肛周清洁、干燥，排后应缓慢站立。

5.密切观察有无再出血先兆 如头晕、心悸、出汗、恶心、腹胀、肠鸣音活跃等。

6.疼痛的护理

（1）硬化治疗后，观察疼痛的性质、程度，及时通知医师。

（2）遵医嘱给予抑酸、胃黏膜保护剂等药物。

7.发热的护理 硬化治疗后可有发热，遵医嘱给予输液及抗炎药物，定量观察体温变化情况。

8.三腔气囊管的护理 插管前仔细检查并做好标记，协助医生为患者经鼻腔插管至胃内；气囊注气胃气囊约150～200mL，压力约50mmHg；食道气囊约100mL，压力约40mmHg。气囊压迫一般以3～4为限，继续出血者可适当延长。插管后定时观察出血是否停止，并记录引流液的性状、颜色和量。

9.出血期卧床休息，随着病情的好转，逐渐增加活动量；呕血时，随时做好口腔护理，保持口腔清洁。经常更换体位，避免局部长期受压；保持床单平整清洁、干燥，无皱褶。

10.出血期禁食，出血停止后，按顺序温凉流质、半流质及易消化的软食。

11.安慰、体贴患者，消除紧张恐惧心理。及时清理一切血迹和胃肠引流物，避免恶性刺激。

（三）胃及十二指肠溃疡

1.按内科及本系统疾病的一般护理常规执行。

2.饮食宜定时。以少食多餐易消化、清淡为原则，忌食生冷及刺激性食物，戒烟酒。

3.协助做胃液分析、纤维胃镜等检查，按常规做好术前后护理。

4.密切观察病情变化，注意观察疼痛的性质、部位；并警惕并发症的发生：

（1）消化道大出血时，患者可出现呕血、便血，伴头晕、心率加快、面色苍白、出冷汗等休克症状，应及时报告医生，配合抢救。

（2）注意观察腹痛的性质，有无压痛反跳痛，并随时观察生命体征变化。胃及十二指肠穿孔时，患者突然发生上腹部剧痛、腹肌紧张、休克等症状，应立即禁食，并给予相应处理。

（3）幽门梗阻时，患者典型的疼痛节律性消失，出现餐后腹痛，并有严重呕吐，呕吐含酸酵宿食，吐后上述症状缓解。应做禁食、洗胃和静脉补液等处理。

（4）癌变，中年以上患者，症状顽固、常表现为疼痛持久、失去规律性、厌食、消瘦、胃酸缺乏，粪便隐血阳性等。

5.药物治疗应注意

（1）制酸剂宜在饭后半h至2h之间服用，十二指肠溃疡晚间泌酸多，午夜达高峰，宜在睡前加服一次。氢氧化铝凝胶可引起便秘，故应与镁乳合用。

（2）抗胆碱能药物有口干、视力模糊、心动过速、汗闭、尿潴留等反应，应向患者解释，并可适当减量。有青光眼、前列腺肥大者忌用。

（3）H2受体拮抗剂应餐前或进餐者服用，需要时按医嘱在睡前加服一次，并注意有无头晕、嗜睡、皮疹等副作用。

6.注意观察有无腹痛及腹痛的性质、部位、时间、程度以及疼痛的规律和饮食的关系；有无腹胀、嗳气、反酸、恶心、呕吐、呕吐后症状是否缓解。

7.了解患者的饮食、生活习惯，既往有无溃疡病史；有无紧张、焦虑等。

8.疼痛时遵医嘱给予抗酸、胃黏膜保护剂等药物，必要时给予解痉止痛药。

9.呕吐的护理

（1）患者采取适当卧位。

（2）呕吐后协助患者漱口，及时清理呕吐物。

（3）及时更换衣物，室内通风。

10.合并幽门不全梗阻时遵医嘱胃减压，并注意观察24h出入量，观察有无排便及肠鸣音情况（正常3～5次/分）。

11.急性期或有并发症时应卧床休息，恢复期适当活动，避免劳累。饮食要规律，少食多餐，吃易消化食物，禁粗糙多纤维饮食，避免酸性及辛辣刺激性食物，避免暴饮暴食。

12.保持乐观情绪，避免情绪紧张、焦虑、忧伤等。

（四）急性胰腺炎

1.按内科及本系统疾病的一般护理常规执行。

2.疼痛的护理

（1）剧烈疼痛，注意安全，必要时加用床挡

（2）按医嘱给予镇痛、解痉药。

（3）遵医嘱禁食给予胃肠减压，记录24h出入量，保持管道通畅。

2.恶心呕吐的护理

（1）取侧卧位或平卧，

（2）呕吐后协助患者漱口，及时清理呕吐物。

（3）及时更换污染的衣物、被服。

（4）开窗通风，减轻呕吐物的气味。

（5）遵医嘱给予解痉、止吐治疗。

3.急性期绝对卧床休息，保证睡眠，按常规做好口腔、皮肤护理，监测体温变化，高热时可采取头部冰敷、酒精擦浴等物理降温方法，观察降温效果。

4.禁食期间，患者口渴，可用水漱口或湿润口唇，待症状好转逐渐给予清淡流质、半流质饮食，恢复期仍禁止高脂饮食。

5.定时测量体温、脉搏、呼吸，特别是血压、神志及尿量的变化。备好急救物品如：静脉切开包、人工呼吸器、气管切开包等及输液器材；保证输液通畅，根据脱水程度、年龄和心肺功能调节输液速度。

6.严格无菌操作，病房注意定期进行空气消毒，减少探视人员，协助做好个人清洁。

（五）溃疡性结肠炎

1.按内科及本系统疾病的一般护理常规执行。

2.给予足够热卡富有蛋白质、维生素、少渣饮食、少量多餐，避免肠道刺激性的食物。严重者可采用静脉高营养治疗。

3.腹痛时需观察腹痛部位、性质、时间。必要时遵医嘱应用解痉剂，观察生命体情况、肠鸣音，及时发现的无急性肠穿孔、弥漫性腹膜炎等并发症，病情变化及时通知医师。

4.腹泻的护理

（1）准确记录大便次数与性质，血便量多时应估计出血量及时采取化验技术并通知医师，遵医嘱给予止血药物。严重者观察生命征变化、准备记录出入量。

（2）营养支持 指导患者食刺激性小、纤维素少、高热量饮食。大出血时、禁食、根据病情过渡到流食和无渣饮食，慎用牛奶和乳制品。

（3）腹泻频繁者应做好肛周皮肤清洁护理。

5.药物保留灌肠时宜在晚睡前执行，先嘱患者排净大便，行低压保留灌肠。

6.轻者应鼓励从事一般轻工作，重者应卧床休息保证睡眠。给予心理支持，促进早日康复。

（六）肝硬化

1.按内科及本系统疾病的一般护理常规执行。

2.根据饮食治疗原则、患者的饮食习惯和爱好与患者共同制定符合治疗需要的饮食计划，其原则为：高热量、高优质蛋白、高维生素、易消化、低脂肪、低盐饮食，忌吃过硬食物。保持大便通畅，如出现便秘，遵医嘱给予缓泻剂。血氨偏高者限制或禁食蛋白质，待病情好转后逐渐增加蛋白质摄入量；有腹水者应低盐或无盐饮食，钠限制在每日500～600mg，进水量限制在每日1000mL左右。

3.大量腹水时取半卧位，准确记录入量，定期测量腹围和体重，协助医师做好腹腔穿刺的护理；并观察患者腹水消退情况，注意有无呼吸困难和心悸表现。

4.做好皮肤的护理，避免患者搔抓皮肤，注意皮肤清洁卫生，定时翻身，保持床铺干燥平整，受压局部都经常给予热敷和按摩。

5.适当活动，避免过度疲劳，保证充足睡眠。失代偿期应卧床休息，以减少肝脏负担，有利肝细胞恢复。

6.并发症的护理

（1）胃底静脉曲张破裂出血按照上消化道出血护理常规护理。

（2）感染者遵医嘱给予抗炎药物，有发热时给予物理降温。

（3）肝性脑病的护理：①严密观察患者思维、认知的变化，以判断意识障碍的程度；加强对患者血压、脉搏、呼吸、体温、瞳孔的监测并记录。②患者如有烦躁应加床档，必要时使用约束带，防止坠床及撞伤等意外。③减少饮食中的蛋白质的供给量，禁食或限食者防止发生低血糖；保持大便通畅，便秘者禁用肥皂水灌肠，用生理盐水或弱酸性溶液灌肠。④如发生感染遵医嘱及时、准确应用抗生素。应用谷氨酸钠或谷氨酸钾或其他药物时，注意观察应药后的反应，观察患者的尿量、腹水和水肿、听力及消化道症状等状况，并做好出入量的记录。⑤昏迷患者要保持呼吸道通畅，保证氧气的供给，做好口腔、皮肤护理，定时翻身，预防压力性损伤，给患者肢体做被动运动。⑥安慰患者，尊重患者的人格。

（4）有功能性肾衰竭、电解质紊乱出现时，及时通知医师。

7.指导按时、按量服药，并告知口服药研碎服。

8.肝硬化病程漫长，患者常有消极悲观情绪，应给以精神上安慰和支持，保持愉快心情，安心休养，有助于病情缓解。

（七）原发性肝癌

1.按内科及本系统疾病的一般护理常规执行。

2.密切观察患者的体温、脉搏、呼吸，询问有无咽痛、咳嗽、尿痛等不适；注意观察有无腹痛、腹胀、腹泻情况，肝区疼痛的性质、部位、程度、持续时间，有无恶心、呕吐症状及强迫体位，意识状态有无烦躁不安或嗜睡。疼痛时遵医嘱给予适量止痛药。

3.密切观察有无门静脉高压所致的出血现象，如：肠鸣音情况、有无黑便、呕血、大便潜血试验。动态观察血压变化及大便颜色、性质、肠鸣音、便潜血、血红蛋白的变化。

4.腹水的护理

（1）大量腹水患者取半卧位，以减轻呼吸困难。

（2）每日液体摄入量不超过1000mL，并给予盐饮食。

（3）应用利尿剂时，遵医嘱记录24h出入量，定期测量腹围和体重。

5.饮食可和患者商量制订符合患者习惯的食谱，注意调整饮食色、香、味增进患者食欲；成年休息者每日每公斤给予热量25～30kcal，轻体力劳动者每日每公斤给予热量30～35kcal；以高热量、高维生素饮食为宜；保证蛋白质摄入，有肝昏迷者应禁蛋白，清醒后恢复期给予低蛋白饮食30/gd，没有肝性脑病者可正常饮食，重症患者协助进食。

6.提供安静环境及舒适体位，进行心理疏导，保持环境的安静、舒适，视病情情况安排是否需要卧床休息。

7.病重时进行特殊口腔护理。

8.保持床单单位整洁，避免某一部局部长期受压，帮助患者在床上活动或协助患者变换体位，定时翻身。

9.鼓励患者树立战胜疾病的信心，使患者保持心情愉快。对家属给予精神安慰，说明病情变化的可能性，加强与家属的联系。

10.对施行肝动脉栓塞化疗的患者，做好术前和术后护理，术后注意观察体温的变化，鼓励患者深呼吸、排痰，预防肺部感染，并密切观察病情变化，局部有无出血，准确记录出入量。

第八节　泌尿系统疾病

（一）肾脏系统疾病一般护理

1.按内科疾病一般护理要点执行。

2.观察尿液颜色、性状、性质变化，有明显异常及时报告医师。

3.严密观察体液的动态变化，定时测量血压，发现异常及时处理。

4.每周测体重一次，水肿明显、行腹膜透析和血液透析者每日测体重一次，做好记录。

5.观察有无贫血、电解质紊乱、酸碱失衡、尿素氮增多等情况。

6.根据病情记录24h出入量。

7.根据病情给予治疗饮食，注意饮食是否符合规定，并劝其严格遵守膳食制度。

8.做好检查前准备，按时收集各种化验标本。

9.使患者了解防病的常识，主动定期随访。

（二）急性肾盂肾炎

1.按内科泌尿系统疾病一般护理要点护理，高热者按高热护理要点护理。

2.尿路刺激征的护理

（1）注意观察排尿的次数，性质和量以及腰痛部位、性质，体温变化等。

（2）多饮水，每日饮水量在3000mL以上。

（3）遵医嘱合理使用抗生素，观察药物副反应，注意有无食欲减退、恶心、呕吐等不良反应。

（4）指导患者注意个人卫生，保持外阴清洁干燥。

（5）留取清洁中段尿培养。如应用抗生素前做中段尿培养，要严格无菌操作 如尿培养前已用抗感染药物者，应注明。

3.肾区疼痛的护理 卧床休息，采用屈膝位，尽量不要站立或坐立。

4.急性期应绝对卧床休息，体温正常，病情好转后可逐渐恢复活动。

5.进食清淡并富含维生素的食物，给高蛋白、高维生素易消化饮食，鼓励患者多饮水，使每天尿量达1500～2000mL，以促进细菌、毒素等排出。同时多饮水，也可增加尿量，冲洗尿路，减少炎症对膀胱和尿道的刺激。出现膀胱刺激征及腰痛时）可给予局部热敷或按医嘱给予解痉药或碱性药物。

6.出现焦虑紧张等情绪，护士要了解其焦虑紧张的原因，进行心理疏导及健康指导。

（三）急性肾功能衰竭

1.按内科及本系统疾病的一般护理常规执行。

2.少尿期的护理

（1）严格计算24h的出入液量，以下几点是观察补液量合适的指标：①皮下无水肿或脱水征象。②每日体重不增加，若体重每日增加0.5kg以上，提示补液过多。③血清钠浓度正常。④中心静脉压在6～10cmH2O。⑤胸部X线片血管正常。⑥心率快、血压增高、呼吸加快，若无感染征象，应怀疑体液过多。

（2）做好口腔及皮肤护理，严格执行无菌操作；绝对卧床休息，注意肢体功能锻炼；饮食给予高糖、高维生素半流饮食，严格控制含钾食物、水果摄入；有恐惧心理者，护士应以关心、安慰为主，多给予鼓励。

（3）遵医嘱监测电解质、酸碱平衡、肌酐、尿素氮等。定期测量患者的生命体征，观察患者有无出现血液、尿路、肺部、胆道等部位感染征象，如：发热、尿频、尿急、尿痛、咳嗽、咳痰、肺部湿啰音等。

（4）做好血液透析、血液滤过、腹膜透析的准备工作。

3.多尿期的护理

（1）准确记录出入量，特别是尿量。以安静卧床休息为主；供给足够热量和维生素，给予含钾多的食物。

（2）做好保护性隔离。室内空气要新鲜，避免与易感人群接触，严格控制探视人员，各种介入性操作要严格执行无菌操作原则。

3.恢复期的护理

（1）避免劳累和一切加重肾脏负担的因素，如高血压等。

（2）遵医嘱给药，指导患者勿乱用药物；鼓励患者逐渐恢复活动，防止肌肉无力。给予高热量、高蛋白饮食。

（3）告知患者和家属要有充分的思想准备，定期到医院复查。

（四）肾病综合征护理

1.按内科及本系统疾病的一般护理常规执行。

2.密切观察血压、浮肿、尿量变化；一旦血压下降，尿量减少时，应警惕循环衰竭或急性肾功能衰竭。

3.休息与活动　急性期应卧床休息，保持适当的床上及床旁活动，以防肢体血栓形成。当疾病缓解后可增加活动。

4.观察用药不良反应，严格记录出入量，限制液体入量，进液量等于前一天尿量加上500mL。

5、每日监测体重并记录。给予优质蛋白饮食，如：鸡蛋、牛奶、瘦肉等，少吃富含饱和脂肪酸的饮食，多吃富含多聚不饱和脂肪酸的饮食，如：植物油、鱼油；水肿时给予低盐饮食。

6.减少对外界的接触以防外源性感染。加强口腔和皮肤护理；病房定期进行空气消毒，减少探视人员；病情好转后或激素用量减少时，适当锻炼以增加抵抗力。

7.急性期卧床休息者，给予双下肢按摩；恢复期活动与休息交替进行；并观察有无肾静脉和肺静脉血栓形成的早期症状如：腰痛、肾脏肿大、肾功能恶化，咯血、哮喘及心肌梗死、脑梗死等。

（五）肾小球肾炎护理要点

执行内科一般护理常规和泌尿系统疾病一般护理常规。

2.急性发作期或伴有严重高血压、水肿，应绝对卧床休息，病情稳定后可逐渐增加活动量，但要以不感到劳累为宜。女性患者不宜妊娠，因为妊娠可能会加重病情，甚至导致疾病

3. 为患者创造幽静、舒适的休养环境，注意室内空气保持流通，室温在18～22℃，湿度为50%～70%，注意防寒保暖，因寒冷可使肾血流量减少，易导致肾功能不全，同时应注意与呼吸道感染患者隔离，避免被传染。

4.一般给低盐饮食，水分可不加限制。血浆蛋白低时，补充高蛋白饮食；血中非蛋白氮量增高时，应限制蛋白的摄入。饮食上，注意进食高热量、高维生素、低盐易消化饮食。高血压患者应严格限制水钠的摄入，对有氮质血症的患者，应限制蛋白的摄入，碳水化合物和脂类饮食比例应适当增加。

5.防止感冒，避免受凉及交叉感染。注意口腔护理，可用1：5000氯己定漱口，保持口腔清洁，防止细菌繁殖。

6.保持皮肤清洁，严防因尿素氮刺激而抓破皮肤，发生感染及压力性损伤。若水肿严重，应加强皮肤护理，穿纯棉衣服，并经常更换。对长期卧床者，协助其翻身拍背，防止压力性损伤发生。

7.每日定时测血压2次并记录，防止高血压脑病的发生，注意患者安全。

8.注意观察病情变化，如有头痛、疲倦、精神忧患、恶心、呕吐、食欲下降、尿少等，为尿毒症早期表现，应及时通知医师处理。注意观察水肿的特点及消长情况，观察全身水肿征象。定期监测尿液，若出现头痛、嗜睡、食欲不振、恶心、呕吐、尿少等尿毒症早期征象，不能疏忽。定期测量体重，每周测体重2次并记录。严格记录24h出入液量，尤其是尿量的变化情况，发现异常时及时通知医师处理。因高血压致头痛时，头部可放冰袋，如出现视力模糊的症状，家人应在生活上加强护理，严防坠床和跌倒。

第九节　传染性疾病

（一）一般护理

1.病室应保持清洁、整齐、安静，采光充足，定时通风。

2.病床间距合理，床单位整洁、舒适。

3.不同病种，采取不同的消毒隔离措施。患者在医护人员指导下，应在指定区域活动，不得随意进入清洁区。进行各项治疗、护理操作时，应根据不同病种分别戴好口罩，加穿隔离衣，操作前或操作后进行手的消毒。餐具做到定时消毒，出院做好终末消毒。

4.呼吸道传染病，严格按不同病种分室收治。

5.消化道传染病，有条件的应按不同病种分室收治，如同收一室，应采用床边隔离措施。对所用检查、治疗物品最好分病种使用。否则应进行消毒后，再给另一病种患者使用或使用一次性物品。对其分泌物、排泄物均应先进行消毒再处理。

6.经血传播传染病，取血时严格执行一人一巾、一管、一消毒制度；对有皮肤破损者，接触污染血源及分泌物时要戴一次性橡胶手套；避免患者的血液、分泌物、排泄物侵入接触者的黏膜或破损皮肤上。

7.自然疫源性传染病

①昆虫媒介传染病：如流行性乙型脑炎进行操作时需戴口罩，无需加穿隔离衣，但要注意灭蚊蝇。

②动物源性传染病：如狂犬病、炭疽应分室收治，医护人员进行治疗、护理时须戴口罩、加穿隔离衣、换鞋、戴手套和防护镜，其分泌物、污染物品一律焚烧。医疗用品尽量使用一次性，否则用后严格消毒。换药物品先浸泡消毒后，再经高压水蒸气灭菌，伤口敷料必须焚烧。

8.传染病护理

（1）密切观察生命体征及病情变化，填写护理记录单。

（2）急性期、高热及伴有并发症者应绝对卧床休息并做好生活及基础护理。恢复早期及轻症者可适当活动。出现烦躁、谵妄者，根据病情变化，遵医嘱进行等级护理，要采取安全防护措施。

（3）急性期、恢复期、伤寒等患者要遵医嘱给予合理饮食。

9.做好心理护理，掌握并了解患者的心理活动，消除患者对疾病的顾虑及急躁 情绪，树立战胜疾病的信心，安心养病；做好患者的健康教育，使其积极配合医生的治疗，早日康复。

10.针对不同病种，建立健全健康指导材料，以便患者在出院后仍能合理地安排休养，巩固治疗效果。

11.严格执行查对制度，注意观察所用药物的副作用及过敏反应，确保医疗安全。

12.严格执行传染病防治法相应的有关规定和消毒灭菌制度。

（二）病毒性肝炎

1.密切观察体温、脉搏、呼吸、血压变化，注意有无出血情况及其程度，做到早期发现及时处理，并注意热型及其伴随症状，发热期间做好口腔、皮肤护理。观察药物的作用和不良反应，使用干扰素的应向患者说明使用干扰素的反应和使用注意事项，临床用药时适当增加溶媒的量，缓慢推注，可减轻或避免局部触痛性红斑。

2.嘱患者注意避免碰撞、损伤，局部穿刺、注射后应压迫止血10～15min。避 免各种诱因以防止肝肾综合征和肝性脑病，如使用大量利尿剂、大量及多次放腹水、并发感染、过劳等。密切观察病情变化，注意肝昏迷的早期表现，若出现情绪异常、性格改变，烦躁或淡漠、思维混乱、行为反常、定向力障碍等应及时通知医生并做好安全防范工作，防止患者出走、自伤、坠床等。

3.合并肝性脑病者：①观察生命体征及有无精神错乱、自我能力下降、嗜睡、扑击样震颤等，并及时给予处理。②意识障碍者按照相关护理常规护理。③禁食蛋白质，以碳水化合物为主的食物。意识障碍遵医嘱予以鼻饲或静脉补液。④保持大便通畅，禁用肥皂水灌肠。⑤禁用止痛、麻醉、安眠、镇静等类药物

4.有消化道出血者：①观察生命体征变化，观察呕血、黑便的量、色、性质、次数，备好抢救用品和药品。②卧床休息，及时清理呕血及便血。

5.有腹水者定期测量腹围，记录出入大量及体重，大量腹水者半卧位。轻度腹水者取平卧位；腹腔穿刺放腹水前，督促患者排尿，术中密切观察病情变化，腹穿后及时送检标本。遵医嘱监测血生化、血气分析指标；水电解质紊乱者应及时补充液体及电解质。腹水的患者，注意观察腹痛的变化。

6.根据饮食原则，结合病情，合理安排饮食，急性期食欲差且呕吐频繁者，监测出入量，应予以清淡、易消化，营养丰富的饮食，酌情进行饮食调配，保证足够热

量；呕吐严重不能进食者，遵医嘱给予静脉输液；恢复期，食欲好转后避免暴饮暴食；慢性肝炎应进食高蛋白质、避免过高热量的饮食；肝昏迷前期症状者应予低蛋白饮食；进食不足者，遵医嘱给予静脉补液；有腹水者予以低盐饮食；腹胀者，减少产气食品的摄入；有腹泻者应给予少渣、少纤维素、低脂肪、易消化的流食、半流 食；忌食生冷及刺激性食物；各型肝炎患者均不宜长期高糖高热量饮食，营养摄入最 好使体重维持在标准或略高水平。

7.皮肤瘙痒者，可协助患者进行温水擦浴。

8.甲、戊型肝炎按消化道隔离3周，接触者应观察6周。乙、丙、丁、庚型肝炎

应按血液及接触传染病常规隔离至病原学检查结果正常。对无症状的HSsAg携带者应进一步检测各项感染指标，如HBeAg阳性要按慢性肝炎患者进行隔离。

9.急性肝炎早期应强调卧床休息。慢性肝炎宜采用动静结合的原则，可从事力所能及的轻工作，适当进行体育活动。重症肝炎绝对卧床休息。

10.讲明肝炎的传播途径、治疗过程及预后，以减轻患者及家属的恐惧心理。

（三）获得性免疫缺陷综合征（艾滋病）

1.病室环境宜安静、舒适、空气新鲜，协助做好生活护理，症状减轻后可逐步起床活动。饮食上以高热量、高蛋白、高维生素、易消化为宜，并注意结合患者原有的饮食习惯；若有呕吐，可暂禁食24h后再饮水，严重者在饭前30min给止吐药。若有腹泻者，鼓励患者多饮水过多肉汁、水果汁，宜少量多餐，必要时静脉补充所需营养和水分。

2.遵医嘱使用抗感染和抗肿瘤等药物，注意观察药物的疗效和副作用。密切观察病情变化，按时测生命体征。有条件者应在执行血液隔离的基础上实施保护性隔离，防止继发感染。有高热者给予相应的处理。出现疼痛时，明确疼痛的原因、性质，遵医嘱给予处理。呼吸困难者遵医嘱按时给予氧气吸入。

3.加强皮肤、口腔护理，保持皮肤清洁干燥；每天清洁口腔3~4次，口腔发生真菌感染时，餐后给予制霉菌素溶液漱口，避免食物过热过硬，不能进食者，予以鼻饲。腹泻时，应予便后清洗肛门，并涂少量凡士林，保护肛周皮肤。

4.多与患者沟通，了解患者的心理状态，以正确的态度对待患者，真诚关心体贴患者，在严格执行血液、体液隔离的前提下，多巡视患者，满足其合理要求，同时动员其亲属朋友给患者以关怀、同情、支持。

5.并发症护理

（1）卡氏肺囊虫肺炎按肺炎护理常规护理。

（2）隐孢子虫感染：①遵医嘱给予止泻药。②遵医嘱给予补液，防止虚脱，记录出入量。③便后缓慢站起，以防跌倒。④宜高蛋白、高热量、低纤维素、低脂肪饮食，要少食多餐，保证营养。

（3）口腔白斑、口腔溃疡：①嘱患者餐后漱口，保持口腔清洁，必要时于餐后用制霉菌素漱口液漱口。②不能自理者，予口腔护理，根据口腔酸碱度选择合适药液擦洗口腔，必要时涂以制霉菌素软膏。③有口腔溃疡者，注意避免辛辣、酸、干、硬、热、粗糙的食物。

（4）卡波西肉瘤（皮肤瘙痒、单纯性疱疹、带状疱疹）：①皮肤瘙痒时，禁止抓挠，以免皮肤破损。必要时予炉甘石洗剂涂抹，洗澡时禁用肥皂，可选用刺激性小的浴液。②皮肤破损者，要按外科换药，严格执行无菌操作。③皮肤有水疱者，需局部用药，保持局部干燥。

（5）弓形虫病：①监测患者的血压，每2h测量1次。②根据患者瞳孔的变化，遵医嘱给予脱水剂，降低颅内压。③观察患者意识状态，有意识障碍者按其护理常规护理。

（四）结核病护理

1.制定合理的休息与活动计划，活动期或咯血时应以卧床休息为主，可适当离床活动，大咯血的患者绝对卧床休息；恢复期患者可以参加户外活动和适当体育锻炼，部分轻型患者在坚持化疗的同时可进行正常工作，需避免劳累和重体力劳动；保证充足的睡眠和休息，做到劳逸结合；保持环境安静、整洁、舒适，病室空气新鲜，温湿度适宜。

2.宣传结核病的传播途径及消毒、隔离的重要性，指导患者采取积极有效的方法和有效的消毒、隔离措施，并自觉遵守执行；患者应单居一室，注意个人卫生，严禁随地吐痰，禁止面对他人打喷嚏、咳嗽，痰液须灭菌处理，餐具、痰杯煮沸或消毒液浸泡消毒，被褥、书籍在烈日下暴晒不少于6h，外出时戴口罩；盗汗后，及时擦身，更换衣服，避免衣被过厚。

3.制定合理的饮食营养计划，以高蛋白、高维生素、高热量、富含钙质食物为宜，成人每日蛋白质总量以90～120G为宜，并注意食物的合理搭配；如无禁忌证，应补充足够的水分，每日不少于1.5～2L；每周测体重1次并记录。

4.观察病情变化及化疗药物的作用和副作用，了解患者服药情况，询问患者用药后的不良反应，发现异常，及时与医师联系。咳嗽、咳痰者，遵医嘱给予相应止咳祛痰药。喉痒时可用局部蒸气湿化。痰多时采取依位引流。高热者应卧床休息，多饮水，必要时给予物理降温或遵医嘱给予小剂量解热镇痛药，并监测体温变化。胸痛时，采取患侧卧位，遵医嘱给止痛药。

5.咯血的护理

（1）做好心理护理，消除紧张情绪，保持病室安静，避免不必要的交谈，避免搬动患者，守护并宽慰患者，向患者解释咯血时绝对不能屏气，以免诱发喉头痉挛使血液引流不畅形成血块，导致窒息。

（2）卧床休息，大量咯血时绝对卧床，协助患者平卧位，头偏向一侧，或取患侧卧位。

（3）大量咯血时暂禁食，小量咯血者宜进少量凉或温的流质饮食，多饮水，多食含纤维素食物，保持大便通畅。

（4）遵医嘱使用止血药物，密切观察药物不良反应。需输血补充血容量时，其速度不宜过快。

（5）保持呼吸道通畅，有窒息征象时，立即取头低脚高体位，轻拍背部，并尽快用吸引器吸出；及时为患者清除口、鼻、咽、喉部血块，及时为患者漱口，擦净血迹，保持口腔清洁、舒适。

（6）监测患者血压、脉搏、呼吸、心律、瞳孔、意识状态等方面的变化并及时记录，对用镇静剂的患者更须严密观察；备好吸引器、鼻导管、气管插管和气管切开包第急救用品。

第六章　外科常见疾病护理

第一节　外科系统一般护理

（一）外科一般护理

1.患者入院后热情接待，合理安排床位，做好入院宣教，12时内完成入院评估。

2.即刻测体重、T、P、R、BP并记录，急症患者即刻建立静脉通路，根据病情给予吸氧。24h内测T、P、R，每4h1次，连测3次，无异常者改为每日测2次，体温39℃以上者，根据医嘱给予药物或物理降温。

3.了解患者心理状况，向患者解释病情，有针对性地做好心理护理。

4.严密观察病情，注意有无合并症，警惕休克的发生。急腹症患者注意腹痛的时间、部位、性质及伴随症状时，为诊断及治疗提供依据。有腹膜炎症状时取半坐卧位，躁狂患者加床挡。

5.病因、病情未完全明确前，忌用止痛剂。

6.根据病情给予不同饮食，注意改善患者营养状况。急腹症。大出血、危重、休克及外伤患者无医嘱前暂禁饮食。

7. 有手术指征者及时做好术前准备，以备急症手术。择期手术者根据手术需要，术前指导练习卧位大小便及有效咳嗽，按麻醉方式及术式做好常规术前准备，术后注意做好预防并发症的护理。

8.协助医师完成各项辅助检查及留取化验标本，每日下午记录大小便次数，如有腹泻、便秘及时给予处理。

9.入院24h内完成洗澡、洗头、剪指（趾）甲、更衣等卫生处置，本班次内完成护理病历的首次记录。有吸烟史患者劝其戒烟，以免呼吸道分泌物增多导致肺部并发症。

10.病房内应安静舒适、阳光充足、空气新鲜，室温保持在摄氏18～22。地面、桌面及用物每日用消毒液擦拭消毒。患者如有伤口应按时更换敷料，并做好废弃敷料的焚烧处理，严防院内感染的发生。

11.病情许可时，鼓励并协助患者下床活动，腹部术后取半坐卧位。禁食、昏迷、鼻饲、胃肠减压及生活不能自理的患者行口腔护理，每日2次。长期卧床患者注意做好皮肤护理。

12.有引流管者，注意保持导管固定，经常检查有无脱出、移位、折叠、受压。每日定时挤压以保持通畅，向患者交代注意事项，翻身及下床活动时应注意保护导管。观察引流物性质及量，如有异常及时通知医师。

13.应用中药治疗者，应详细交代服用的方法及注意事项。

（二）手术前后一般护理

1.术前护理要点

（1）了解患者的健康问题：了解体温、脉搏、呼吸、血压和出、凝血时间以及心、肝、肾功能，还包括手术部位，皮肤有无化脓性病灶，各种化验报告，女性患者月经来潮日期以及患者的情绪。针对患者存在的心理问题做好心理护理，结合疾病做好健康教育。保证睡眠休息。

（2）皮肤准备：术前1d患者应沐浴、理发、剃须、剪指甲、更衣，不能自理者由护士协助按手术部位做好手术和皮肤准备工作。

（3）遵医嘱查血型、备血：完成常规药物的皮肤敏感试验，如青霉素、普鲁卡因。

（4）肠道准备：肠道手术按医嘱进行肠道准备，一般手术前12h禁食，术前4~6h禁水。

（5）准备术中用物：特殊药品、X线片、CT片、MRI片、胸带、腹带等。

（6）术前指导患者床上大小便练习，床上翻身练习以及深呼吸有效咳嗽练习，防止术后并发症。

（7）手术日晨测体温、脉搏、呼吸、血压；取下假牙、眼镜、发夹、饰品、手表及贵重物品交家属或护士长；按医嘱给予术前用药。

（8）整理床单位 包括麻醉床、输液架、吸引器、氧疗装置、引流管（袋）以及各种监护设备。

（9）向患者说明本次手术的重要性、手术中术后可能出现的情况以及注意事项，取得患者的配合。

2.术后护理要点

（1）接受麻醉医师的交班，了解术中情况及术后注意点，按各种麻醉后常规护理。

（2）正确连接各种输液管和引流导管及氧气管，注意固定，导管保持通畅。

（3）正确执行术后医嘱。

（4）体位：全麻术后未清醒的患者给予平卧位，头偏向一侧，清醒后，颈部、胸腹部手术患者给予半卧位，阴囊、腹股沟手术后应平卧或低半卧位，脊椎、臀部手术后应取仰卧或俯卧位，麻醉清醒前注意保护患者。

（5）注意保暖，防止意外损伤。患者若有烦躁不安，应使用约束带或床栏保护，防止坠床。保持呼吸道通畅，观察有无呼吸道阻塞现象，防止舌后坠、痰液堵塞气道引起缺氧、窒息。

（6）密切观察生命体征的变化观察切口有无渗液、渗血，如切口敷料外观潮湿，应及时通知医生换药，使用胸腹带时松紧度要适宜，并观察和记录引流液的颜色、性质及量，以便及早地发现出血、消化道瘘等并发症。

（7）饮食局麻或小手术患者术后即可进食，全麻患者当日禁食，第2d可进流质，以后视情况逐渐半流质、普食。胃肠道手术者，待恢复胃肠蠕动、肛门排气后给少量流质，2～3d后给全量流质，再过1～2d改半流质，2周后可改软食或普通饮食。

（8）禁食、置胃管，生活不能自理的患者行口腔护理，留置导尿管者行会阴护理，并协助床上翻身、叩背，防止呼吸道、泌尿道、压力性损伤等并发症的发生。

（9）疼痛采取宽慰患者、分散患者的注意力，改变体位，促进有效通气，解除腹胀等措施以缓解疼痛，如疼痛剧烈者，术后1～2d可适量使用镇静镇痛药物。

（10）活动鼓励患者床上翻身、抬臀，以促进胃肠道蠕动。如无禁忌，一般术后第1d要求床上活动，第2d坐起，第3d在护理人员协助下床边坐或床边活动，第4d可扶着上厕所，以后逐渐增加活动量。

（11）病情危重者设危重病记录单，为治疗提供依据；并观察瞳孔、意识及远端动脉搏动情况，及早发现有无血栓形成。注意评估下肢感觉、运动的恢复情况。制定肢体功能锻炼计划。

第二节　普外科疾病

（一）一般护理要点

【术前护理】

1.做好血、尿、便常规、出凝血时间、血型及肝、肾、心、肺功能等检查。

2.针对患者存在的心理问题做好心理护理，结合疾病做好健康教育。保证睡眠休息。

3.术前清洁皮肤，遵医嘱行手术区备皮。

4.做好药物过敏试验并记录。

5.按手术要求，做好肠道准备。术前遵医嘱禁食、水。

6.术日晨遵医嘱放置胃管、尿管，排空膀胱。应取下义齿、眼镜、手表及发夹、耳环、项链等饰物，遵医嘱给予麻醉前用药，将病历、X线片、CT片及术中用药等手术所需物品带入手术室。

7.按手术要求准备麻醉床、氧气及监护仪等用物。

【术后护理】

1.妥善安置患者 将患者平稳搬运至床上。搬运时应保护引流管及输液管。

2.体位正确 根据麻醉方法、手术部位和各专科特点决定术后患者卧位。麻醉清醒前注意保护患者。

3.病情观察

（1）严密观察生命体征。

（2）注意维持出入大量平衡并记录。

（3）评估肠蠕动恢复情况。

（4）在禁食期间遵医嘱准确补液，维持水电解质平衡。

（5）观察瞳孔及意识情况，远端动脉搏动情况，及早发现有无血栓形成。注意评估下肢感觉、运动的恢复情况。制定肢体功能锻炼计划。

（6）保持引流管通畅，防止脱落。定时观察引流液的颜色、性质及量。如有异常需及时通知医师。

（7）定时查看敷料，观察是否有出血及分泌物，注意其颜色、性质及量，给予及时更换并做好记录。

（8）评估伤口疼痛的性质、程度、持续时间及疼痛的因素，运用有效方法，减轻或解除患者疼痛。

（9）对各种不同的情绪反应，护士应鼓励患者树立信心，战胜疾病。

（二）胰腺手术

【术前护理】

1.鼓励进高蛋白，高热量食物。胃肠道反应严重可遵医嘱静脉给予高营养，补充蛋白或留置鼻饲管（经鼻至十二指肠或空肠）给予胃肠内营养。

2.严密观察生命体征及腹部情况，有无腹膜刺激征、胆瘘、胆汁性腹膜炎、出血等；记录胆汁的量、颜色、性质等：监测血淀粉酶情况。

3.出现低血糖者，遵医嘱及时给予处理，并定时加餐。

4.术前12h禁止口服或静脉使用葡萄糖类药物。

5.皮肤瘙痒者，注意勤洗澡更衣，不要搔抓。

6.帮助患者保持乐观、松弛的情绪。

【术后护理】

1.平卧，清醒后半卧位。早期半卧位有利于患者的呼吸及引流。

2.密切观察生命体征及神志、精神状态。给予吸氧，必要时给予心电图、血氧分压监测。

3.妥善固定引流管，胃管定时冲洗。观察引流液的颜色、性质、并记录引流量。

4.监测血糖，严格遵医嘱给予胰岛素，有异常及时通知医师并给予相应处理。

5.保证静脉通道畅通及时补充营养物质，保证水和电解质平衡。

6.术后第一天，鼓励坐起及在床上活动。术后第二天鼓励床边活动。

7.严密观察出血、胰腺炎、胰瘘、腹膜炎、胃排空障碍等并发症的临床表现。

（三）甲状腺手术

【术前护理】

1.测定基础代谢率，了解甲状腺的功能状态

2.术前两周开始服用复方碘溶液，如有胃肠道症状可在进餐时与食物同食，注意用药后反应。

3.指导练习手术时的头、颈过伸体位和头部转动的方法。

4.给予高蛋白、高热量、高碳水化合物及高维生素饮食，给予足够饮料保证水分

摄入，同时禁用浓茶、咖啡等刺激性饮料。

5.给予适当的心理护理，避免各种不良刺激，保持室内安静和舒适，消除患者恐惧和焦虑，积极配合治疗.

6.完善各项检查，做好术前准备工作.

【术后护理】

1.麻醉清醒和血压稳定后改半坐卧位。24h内减少颈项活动，变更体位时，用手扶持头部。

2.术后1~2天选用冷流饮食。

3.观察伤口敷料情况，局部给予冷敷，敷料有渗血及时更换.若有颈部肿大，烦躁、呼吸困难等症状及时通知医师处理。床头备气管切开包。

4.观察有无声音嘶哑、失音、误咽、呛咳及口唇、四肢麻木等表现。

5.监测生命体征、神志及甲状腺危象的表现，发现问题及时处理。

（四）乳腺癌根治术。

【术前护理】

1.帮助患者做好充分的心理准备，解除思想顾虑，接受现实，树立战胜疾病的信心。

2.乳头溢液或局部破溃者，及时给予换药，保持局部清洁。

3.加强营养，给予高热量，高蛋白，高维生素饮食。

4.做好术前常规检查，完成皮肤准备工作。

【术后护理】

1.血压平稳后改半卧位，以利呼吸和引流。

2.密切观察生命体征，特别注意有无呼吸异常、胸闷等。

3.伤口加压包扎，观察有无渗血，并注意患侧肢体远端的血液供应情况（皮肤颜色、温度脉搏等）。

4.引流管妥善固定，防扭曲、滑脱。观察引流液的量、颜色，保持通畅。

5.术后应预防性抬高患侧上肢。观察肢端血运、温度及有无肿胀。禁止在患肢量血压及静脉输液。

6.术后3天内患侧上肢应制动，术后3天拆除胸带，应注意皮瓣或植皮区皮肤血供情况。

7.继续给予心理护理，使其建立正确的健康理念。

（五）胃手术

【术前护理】

1.充分休息，调理饮食，给予高蛋白，高热量，高维生素易消化的饮食，避免粗糙辛辣等刺激性食物。部分幽门梗阻可选用流食：如并发出血、穿孔、完全幽门梗阻者要禁食。

2.术前1日给予少渣流质饮食，术前12h禁食，禁饮。术前晚清洁肠道。幽门梗阻患者术前用生理盐水洗胃，以减轻胃壁水肿和炎症。

3.给予心理护理，消除患者紧张焦虑情绪，积极配合治疗。

4.术日晨放置胃管，使胃保持空虚，便于术中操作。

【术后护理】

1.同一般外科护理常规。

2.胃肠减压护理，妥善固定，保持胃管通畅，定时冲洗胃管。观察胃液的颜色、性质及量，并记录引流液量。

3.术后禁食期间给予口腔护理，并静脉补充液体，记录24h出入量。

4.术后24～48h肠功能恢复后，拔除胃管，按医嘱进食。

5.鼓励患者早期活动，预防术后肠粘连，减少并发症。

6.并发症的观察：①出血：术后24h观察暗红色咖啡样胃液、是否逐渐减少如短时大量溢出鲜红色胃液，应立即报告医生。②倾倒综合征：观察进食后如出现上腹胀痛，心悸、头晕、出汗、呕吐、腹泻，甚至虚脱等症状，立即平卧。遵医嘱调节饮食种类。取半卧位缓慢进食，进餐时和进餐后不要立即饮水。

（六）胆囊摘除、胆总管探查术

【术前护理】

供给适当营养，选用低脂肪、高蛋白、高糖饮食。

2.遵医嘱使用镇痛剂。

3.胆石症急性发作应监测生命体征、尿量及腹痛情况。注意皮肤有无黄染、粪便颜色变化，以确定有无胆道梗阻。

4.稳定患者情绪，解除其心理压力，减轻焦虑恐惧心理.

【术后护理】

1.定时观察生命体征的变化，注意有无血压下降、体温升高及尿量减少等全身中毒症状，及时补充液体，保持出入量平衡。

2.T形管护理 妥善固定，防扭曲、打折，防脱落，保持有效引流，保持T形管无菌，每日更换引流袋，下地活动时引流袋应低于胆囊水平以下。观察并记录每日胆汁引流量、颜色及性质。夹闭管道时，观察有无体温增高，腹痛，恶心，呕吐及黄疸等不适，及时与医生联系。

（七）经腹腔镜胆囊摘除术

【术前护理】

1.心理护理 术前患者的心理压力比较大，担心手术能否成功，护理人员要向患者介绍腹腔镜胆囊切除术的优点，手术的必要性，手术取得的效果及术后的注意事项，解除患者的顾虑，稳定患者的情绪，取得患者和家属的信任。

2.皮肤的准备 准备好手术区域的皮肤，因脐部要穿孔，故需特别注意局部的清洁工作，防止皮肤破损。

3.胃肠道准备 术前进行低脂饮食，以免胆囊炎急性发作而影响手术，术前1d禁食牛奶、豆类等易产气食物，必要时术前晚行普通灌肠二次，术前禁食12h，禁水8h。术前放置胃管，因全麻时咽下的气体使胃膨胀，影响手术视野，给手术带来困难并增加并发症的发生。

【术后护理】

1.一般护理 患者回房后给予全麻护理常规，取平卧位，头偏向一侧，清醒后即可拔除胃管，由于CO2气腹，有造成高碳酸血症的危险应特别注意吸氧，常规吸氧2～3h，24h监护心电、血压、脉搏，保持引流管的通畅，记录24 h出入量。

2.饮食护理 术后当天禁食，以后可进流质、半流质，胆囊切除术后患者顺利度过危险期进入恢复期，护理人员做好饮食和保健指导相当重要，饮食予高维生素、高蛋白、低脂、易消化的食物，因胆囊切除后，胆汁排泄功能紊乱，会造成脂肪性腹泻，在术后一段时间内要低脂饮食。

3.疼痛的护理 疼痛可发生于上腹、下腹背部或肩部，上腹疼痛发生最多，多由于注气后7～12肋间神经受到压力刺激以及膈肌向上移位、伸展而引起，护士需向患者解释引起疼痛的原因，一般不需特殊处理，1～2天可缓解。

4.并发症的观察及护理

（1）腹腔内出血及胆漏：术后24h 内监护患者的血压、脉搏及全身情况、术后8h 内每30min测血压1次，若血压平稳、延长至每h1次。观察患者有无腹部隐痛、腹胀、发热及腹膜刺激征状及体征；密切观察引流液的量及颜色，记录24 h出入量；若有异常，及时报告医生。

（2）气胸：术后应注意患者呼吸情况、患者出现胸闷、气急，呼吸变浅症状，由于气腹压力过大或患者原有膈疝而引起，应给予持续低流量吸氧，半卧位，症状仍不缓解，可报告医生给予胸腔闭式引流并做好相应的护理。

（八）门静脉高压手术

【术前护理】

1.进食高热量、低蛋白、少渣饮食。

2.禁用肥皂水灌肠。可口服50%的硫酸镁或使用盐水灌肠清洁肠道。术前放置胃管要轻柔，选用细管，多涂润滑油，以免引起出血。

3.腹水严重的患者，在使用利尿剂的同时，密切监测水、电解质变化及24h尿量。

4.给予心理支持，消除患者紧张焦虑情绪。

【术后护理】

1.正确记录出入量，注意水及电解质平衡：使用利尿剂的患者，监测血钾及血钠。观察患者的尿量，以了解肾功能情况。

2.并发症的观察及护理 ①出血：观察生命体征、尿量及腹腔引流量的性质。

②血栓：观察有无急性腹痛、腹胀及腹膜刺激征及时发现有无肠系膜血管栓塞或血栓 形成。③肝昏迷：观察意识、体温变化，少用或不用吗啡类药物，慎用安眠药，遵医嘱给予抗生素，预防感染。

（九）腹部疝手术

【术前护理】

1.同一般外科护理常规。

2.有腹内压增高者，待症状控制后再进行手术。

【术后护理】

1.术后当天平卧，双腿屈曲，膝下垫枕：第二天改为半卧位，遵医嘱下床活动。

2.伤口处压1kg的沙袋2h左右减少伤口出血。腹股沟疝修补术后，可用绷带托起阴囊2～3日，以防止或减轻伤口渗出流入阴囊引起肿胀。

3.手术中操作未触及肠管者，患者可于翌日开始进食，如涉及肠管应在恢复肠蠕动（排气）后进食。应食用易消化、低渣、高营养食物。

4.避免引起腹内压增高的因素，指导做床上活动。在咳嗽、打喷嚏时，按压伤口，必要时给予镇静剂；保持大便通畅。便秘时，不要骤然用力，应协助使用润肠剂或缓泻剂。

5.加强病情观察及生命体征的监测，发现并发症时，及时通知医师。

（十）结—直肠癌根治术

【术前护理】

1.告知手术治疗的必要性，向患者介绍结肠造口的部位、功能、伤口情况等有关知识，消除思想顾虑，减轻其心理负担，增强患者的自信心。

2.术前3日遵医嘱服用肠道准备药物，术前1日禁食。

3.给予高蛋白，高热量，高维生素，易消化的少渣饮食，以维持足够营养。

【术后护理】

1.术后24h后如病情平稳，可改为半卧位，以利腹腔引流。

2.术后禁食，静脉输液补充营养，术后3～4天待肠功能恢复后可进流质，一周后进软食。

3.观察病情变化 直肠根治术创面较大，出血较多，注意监测生命体征及伤口渗出及引流情况，必要时给予心电监测。

4.保持引流管通畅，防止受压，扭曲，堵塞，详细记录引流液的量，色，性质。

5.预防伤口感染 保持床单清洁。结肠造瘘口与伤口之间妥善隔开。肛门部切口可用稀释络合碘或高锰酸钾（1∶5000）坐浴。

6.进行结肠造口的护理，积极预防并发症.指导自我护理。保持造瘘口周围皮肤清洁，涂抹氧化锌膏；假肛袋使用时要注意及时清理，避免感染和臭气；掌握适当的活动强度，避免增加腹压，引起肠黏膜脱出；注意观察粪便数量及形状、瘘口形态、颜色及变化，发现异常及时处理。

7.保留尿管的患者应保持会阴部清洁。拔管前应先夹闭尿管，定时开放，训练膀胱张力，膀胱功能恢复后方可拔管。

（十一）阑尾切除术

【术前护理】

1.按外科一般护理常规。

2.注意观察精神状态、生命体征、腹部症状和体征的变化。出现腹膜刺激征，立即通知医师。

3.禁用镇痛剂，禁服泻药及灌肠。

【术后护理】

1.排气后可进流食。

2.鼓励早期活动，在麻醉反应期后即下床活动，以促进肠蠕动恢复，防止肠粘连发生。

3.术后监测体温变化，观察切口局部有无红肿、压痛或波动感。术后48h内严密观察腹痛、腹胀、腹部包块或大便次数增多等情况。

（十二）肛门手术

【术前护理】

1.每日坐浴2次，每次便后也需坐浴，清洁肛门、会阴部。

2.术前3天进流质少渣饮食，术前1日进全流质饮食，手术当日早晨禁食。

3.手术前应排空大便，必要时，手术前晚或术日晨进行灌肠。

【术后护理】

1.遵医嘱适当给予止痛剂，并在术后首次排便之前再用一次。发现肛管内敷料填塞过紧时，应予松解。

2.观察有无面色苍白、出冷汗、头昏、心悸、脉细速等内出血的表现，并有肛门下坠胀痛和急迫排便感。观察伤口敷料有无渗血，定时监测生命体征，如有内出血的表现，应立即给予处理。观察有无肛门失禁、切口感染等并发症。

3.第一日进流食，第二日进无渣或少渣饮食，以后逐步改为普食。术后3天尽量不解大便，以保证手术切口良好愈合.此后不必限制排便，应保持大便通畅，避免大便干结影响肛门部血液循环。

4.术后可引起尿潴留，经过诱导无法解除者，应导尿。

5.仰卧位臀部垫气圈，以防伤口受压。定时伤口换药。排便后用0.02%高锰酸钾溶液或温水坐浴再换药。

6.为防止肛门狭窄，术后5～10日可用示指扩肛，每日一次，肛门括约肌松弛者，手术3日后做肛门收缩舒张运动。

第三节　神经外科疾病护理

（一）一般护理

【术前护理】

1.常规测定出凝血时间、血型等有关实验室检查。

2.根据不同手术类型遵医嘱备血。

3.手术前一日剃头，洗净。手术当日晨头皮消毒后戴无菌帽或用无菌方巾包扎。前额部手术应剔眼眉。颅后窝手术应将颈后部、肩部皮肤清洗和消毒。剃头后如发现头皮有感染迹象，应延迟手术，并积极进行治疗。

4.遵医嘱术前禁食、禁水。

5.防止便秘，术前一日给予缓泻剂。

6.对有明显颅内压增高的患者，如预定在术中应用高渗性脱水药物降低颅内压力，术前遵医嘱留置导尿管，防止术中膀胱胀满。

7.行脑室外引流者，送手术室前应夹闭引流管。

8.昏迷患者送手术室前，应将呼吸道和口腔内分泌物彻底吸除，以防送手术室途中，分泌物阻塞呼吸道。

9.根据麻醉方法的不同，按医嘱术前给药。

【术后护理】

1.监测生命体征、瞳孔、意识和肢体活动情况。必要时对颅压及血氧饱和度进行动态监测。

2.观察神经系统体征有无变化，若出现躁动不安、嗜睡等，及时报告医师。

3.保持呼吸道通畅，鼓励并帮助患者深呼吸，咳嗽。

4.观察伤口渗液情况，头枕无菌治疗巾定时更换，保持伤口的干燥、无菌。

5.保持正确的卧位，体位更换时扶托头部，使头颈成直线，避免扭转。

6.保持出入量平衡遵医嘱进食。

7.脑室引流护理按照脑室引流术护理常规护理。

（二）颅脑损伤手术

【术前护理】

1.观察患者生命体征及意识、瞳孔、肢体活动情况。

2.建立静脉通路，对脑疝患者立即静脉快速滴注脱水药。

3.做好手术前各项准备工作：剃头、清洁头部皮肤等。

4.保持呼吸道通畅，防止窒息. 意识障碍者，采取侧卧位或半卧位，头偏向一侧，舌后坠阻塞呼吸道时放置导气管或用舌钳将舌拉出，必要时行气管切开。

5.失血性休克患者保持平卧，注意保暖，补充血容量。

6.有脑脊液耳漏者，头偏向患侧，以便引流，防止脑脊液逆流造成颅内感染。

7.开放性颅脑损伤应及时清创和常规应用抗生素及破伤风抗毒素。

8.保持大便通畅，以免术后便秘。

【术后护理】

1.抬高床头，以利于静脉回流，减轻脑水肿。

2.观察生命体征的变化及意识、瞳孔的变化。

3.高热可采用药物或物理降温。中枢性高热多以物理降温为主，必要时行低温冬眠疗法。

4.定时拍背排痰，清理呼吸道，给予翻身，保持床单清洁干燥，做好皮肤护理。躁动患者必要时给予适当约束防止坠床及意外发生。

5.气管切开参照护理。

6.脑脊液耳漏或鼻漏患者平卧或患侧卧位，避免清洁鼻腔或耳道，避免擤鼻、咳嗽及用力屏气，保持大便通畅。严禁填塞或用水冲洗耳、鼻以及经鼻吸痰和插胃管。

（三）脑出血手术

【术前护理】

1.绝对卧床休息，保持安静，减少不必要的搬动。

2.观察生命体征、意识、瞳孔变化，出现异常，及时通知医师。

3.昏迷患者应禁食，保持呼吸道通畅。

4.定时翻身，保持皮肤清洁干燥，预防压力性损伤发生。

5.尿潴留者应留置导尿管。便秘者，协助排便。

6.采取头高卧位，给予氧气吸入。遵医嘱静脉滴注脱水药物，降低颅内压。

7.按时给予降压药物，保持血压稳定。

【术后护理】

1.清醒后抬高床头，以利静脉回流，减轻脑水肿，降低颅内压。

2.监测生命体征，注意意识及瞳孔的变化。术后24h内易出现颅内再次出血，发现异常及时通知医师。

3.注意引流液的量、色变化，保持出入量平衡。

4.合并有高热昏迷、颅内压增高、脑疝等护理按照相关护理常规护理。

5.加强肢体功能锻炼和语言训练，协助患者进行肢体的被动活动，防止肌肉萎缩。

第四节　骨科护理

（一）一般护理

【术前护理】

1.做好手术范围皮肤备皮，生活能自理者自行洗浴；不能自理者，应进行床上擦浴。

2.硬膜外麻醉或全麻患者，术前一晚遵医嘱清洁肠道。

3.配血并遵医嘱做药物敏感试验。

4.手术前一日遵医嘱禁食禁水。

5.讲解手术方法、治疗效果、疾病预后，减轻患者焦虑及恐惧心理，以取得配合。

6.讲解术后疼痛的解决方法及术后伤口引流管的注意事项。

7.根据病情制订功能锻炼的计划，于手术前指导并教会患者。

【术后护理】

1.平稳地抬上床，保护手术肢体。

2.卧硬板床。四肢手术，平卧位，抬高患肢。脊柱手术，平卧位，保持脊柱平直，按时给予轴向翻身。

3.观察患者生命体征变化。

4.观察伤口引流管通畅情况，及引流液的性质、颜色和量。

5.观察患肢感觉、运动及血液循环情况。

6.术后伤口疼痛，应遵医嘱给予止痛剂。

7.根据患者的手术情况给予不同的功能锻炼。

（二）石膏固定术

1.抬高患肢　石膏固定后应让患肢高于心脏水平，这有利于静脉血及淋巴液回流，减轻肢体肿胀。

2.观察肢端血运，感觉和运动情况，认真听取患者主诉，若有固定肢端疼痛、跳痛、麻木感、需检查肢端温度，有无发绀、肿胀、血液循环障碍，必要时做减压处理或拆除石膏。石膏内有局限性疼痛时应及时开窗观察，并经常检查石膏边缘及骨突处防止压伤。

3.预防石膏折断　石膏未干，不要搬动，不要按压，石膏完全干固后，应按其凹凸的形状垫好枕头。

4.保持石膏清洁　防止被水、尿、粪便浸渍和污染。

5.注意功能锻炼　没有被石膏完全固定的关节需加强活动。即使是包裹在石膏里的肢体也要遵医嘱练习肌肉收缩运动。

6.寒冷季节　石膏部位注意保暖。

7.石膏拆除后，先用油脂涂抹石膏内皮肤，6～8h后再用温皂液清洗，局部肌肉每日按摩2～3次。

（三）牵引术护理

1.注意倾听患者主诉，观察患肢的血液循环、肢端皮肤颜色、温度、动脉搏动及指（趾）端活动情况。

2，经常检查牵引带是否松散或脱落，随时给予整理；防止牵引锤接触地面、牵引绳断裂或滑脱，保持患肢处于正常的牵引体位；牵引重量适度。3.患者牵引治疗期间，躯干，骨盆，患肢的位置须统一要求，患者及家属不可 擅自改变体位和牵引重量。

3.针孔处应用无菌纱条包绕，保持皮肤及床铺的清洁，不要触碰或移动牵引针。每日在牵引针孔处滴75%酒精2次。

4.经常按摩受压部位，抬高臀部，鼓励患者深呼吸及用力咳嗽、咳痰。多饮水，多吃水果和粗纤维食物，并指导按摩腹部，增加肠蠕动，必要时可遵医嘱给予缓泻剂。

5.说明功能锻炼的重要性。辅导进行肌肉等长收缩运动及关节运动。

(四)股骨颈骨折

【术前护理】

1.患肢抬高，给予皮牵引。

2.行皮牵引的患者，护理同“牵引的护理”。

3 骨折断端没有移位及高龄多病患者，患肢牵引护理参见本篇第四章第四节。

做好术前备皮。

【术后护理】

1.抬高患肢，保持患肢于外展中立位。可用皮牵引保持其位置或穿“丁字鞋”。

2.伤口引流管接负压吸引，保持引流管通畅。观察伤口有无渗血，如伤口渗血、引流量异常应及时处理。

3.观察患肢感觉、运动情况。

4.患者伤口疼痛，遵医嘱给予止痛剂。

5.搬动患者时需将髋关节及患肢整个托起，并指导患者利用牵引架的拉手抬起臀部，活动或按摩下肢肌肉。

(五)脊柱骨折

【术前护理】

1.给予良好的肢体位置，防止肌肉萎缩，关节畸形。

2.做好生活护理，给予耐心细致地照顾。

3.对合并截瘫的患者，应定时轴向翻身，防止压力性损伤。

4.背部皮肤准备，左右过腋中线。

【术后护理】

1.麻醉完全清醒后，定期观察双下肢感觉和运动情况；伤口放置引流管行负压吸引，引流期间观察引流管是否通畅和引流量的变化，及时观察伤口敷料有无渗血，观察全身情况和生命体征的变化。

2.防止并发症

(1)定时轴向翻身，防止压力性损伤。

(2)协助患者做颈部活动，双上肢扩胸，以及关节肌肉活动。进行深呼吸训练练。防止肺部感染及肺不张。

（3）保留尿管者要保持会阴部清洁以及尿管通畅，防止泌尿系感染。

（4）多食粗纤维食物，多饮水，多吃水果，必要时用缓泻剂，保持大便通畅。大便失禁的患者，及时擦洗干净。

（5）对瘫痪肢体做关节的被动活动和肌肉按摩，静止时关节置于功能位。对未瘫痪肢体，做肌肉的主动锻炼，防止肌肉萎缩。防止废用综合征。

（6）适时进行轮椅、腋拐的训练。

3.给患者心理咨询，指导患者掌握和运用正确的自我护理方法。

（六）腰椎间盘突出。

【术前护理】

1.了解患者腰痛及肢体疼痛的状况。

2.掌握患者疼痛、感觉异常的部位，以便与术后做比较。

3.手术区域上下20cm处备皮。

4.向患者解释手术的方法、目的。

5.按需让患者卧硬板床休息，并指导患者采取合理的方法从床上爬起。

【术后护理】

1.平卧6h，压迫伤口，帮助止血。6h后，定时轴向翻身，保持躯干部位不扭转。

2 麻醉完全清醒后，观察双下肢感觉和运动情况，观察伤口渗血及伤口引流量。出现异常，立即通知医生，及时处理。

3.术后24h即可卧床进行双下肢、股四头肌等长收缩锻炼。术后2～3天开始练习抬腿.术后1周练习俯卧，以锻炼腰背肌肉。

第五节 泌尿外科疾病

（一）一般护理

【术前护理】

1.留取各种尿标本。

2.做好各种检查工作，了解检查的目的和注意事项。

3.泌尿系感染的患者鼓励其多饮水。

4.留置尿管要保持尿管的通畅，勿打折、受压。若血块或分泌物堵塞，要及时用生理盐水冲洗。

5.对高血压患者进行监测血压。

6.肾功能不正常的患者记录24h尿量。

7.关心体贴患者，注意倾听患者主诉。

【术后护理】

1.了解手术名称，术中出血和手术情况。

2.观察患者生命体征，如有异常通知医生。

3.保持引流管，通畅，不打折，不受压。观察引流液的量和性质。

4.观察伤口有无渗血和渗液。

5.观察水和电解质的变化，肾功能不全和肾脏手术患者记录尿量。观察尿液的性质。

6.肾脏功能正常鼓励多饮水，泌尿系结石术后每日饮水3000mL以上。

7.鼓励在床上多活动或早日下床活动。

（二）膀胱癌手术

【术前护理】

1.观察每日尿量及颜色，有无排尿困难等症状。遵医嘱做膀胱冲洗。

2.观察膀胱刺激症状，有无排尿困难，有无腰部疼痛及转移症状。

3.给予高热量、高蛋白和高维生素的饮食。

4.遵医嘱做好肠道准备。

【术后护理】

1.观察血压、脉搏和呼吸的变化，引流液的量及颜色，出现异常通知医师。

2. 各种引流管做好标记，保持引流通畅，勿打折、扭曲和受压，向患者和家属介绍引流管的作用，以取得配合。分别记录各种引流量。

3.记录24h尿量。尿量减少时应查明原因，并通知医师。

4.观察有无体温高、腹痛、腹胀及肌紧张等腹膜炎表现。

5.排气前需静脉补充营养和水分，排气后遵医嘱进食，多饮水，每日饮水量达到2000～3000mL。

6.引导患者正视造瘘口，并参与瘘口的护理，逐渐由患者独立完成瘘口护理。

7.注意口腔卫生，预防口腔感染，预防肺内感染。

（三）肾癌手术

【术前护理】

1.观察患者每日的尿量及颜色，了解患者有无排尿困难、血尿等症状。

2.关心患者，倾听患者的主诉。

3.疼痛遵医嘱给予止痛剂。

4.给予心理护理，避免恐惧心理。

【术后护理】

1.观察生命体征变化，出血倾向、对侧肾排尿情况、水电解质平衡和胃肠减压。

2.观察伤口有无渗血和引流管的引流量和颜色。患侧腰腹部有无肿块。

3.血压平稳后改半卧位，肾实质切开或肾部分切除的患者应卧床7～14天。

4.准确记录24 h尿量3天，且观察第一次排尿的时间，尿量，颜色，监测肾功能。

5.遵医嘱应用抗生素。

（四）输尿管结石手术

【术前护理】

1.疼痛发作时遵医嘱应用解痉止痛药。

2.鼓励多活动。

3.观察有无结石排出，有无血尿。

4.每日饮水3000 mL以上，稀释尿液，清洁尿道。

【术后护理】

1.观察血压、脉搏的变化，观察引流液的颜色、质量和性质，伤口敷料有无渗血。

2.肠功能恢复后，可进普食，鼓励患者多饮水。

3.保持引流管通畅，翻身时勿将引流管打折，脱出。如伤口敷料被尿液浸湿要随时更换。

4.有输尿管支架管者，其输尿管支架管不宜过早拔除，一般设置2周以上，要注意观察伤口渗液的情况。

（五）尿道下裂手术

【术前护理】

1.术前遵医嘱清洗会阴部。

2.讲解成功的病例，解除患者悲观和顾虑。

【术后护理】

1.观察阴茎有无肿胀和发绀，防止伤口敷料包扎过紧引起皮肤坏死。

2.第二天开始自会阴部向尿道远端轻轻挤压，排除尿道内分泌物。保持尿管通畅，勿打折受压和脱出。

3.七岁以上儿童口服己烯雌酚1mg，每日1～3次，连服5～7日，防止阴茎勃起导致继发出血和疼痛。

（六）前列腺肥大手术

【术前护理】

1.每日询问患者排尿情况，嘱吃粗纤维易消化食物，防止便秘，忌饮酒及辛辣食物，鼓励患者多饮水，勤排尿。

2.每天定时按摩前列腺或温水坐浴。

2.急性尿潴留的患者，要插导尿管，改善前列腺充血，恢复膀胱张力。

3.有保留尿管或膀胱造瘘的患者，要保持尿管通畅，防止打折、扭曲、脱出，并每日测体温，预防发生泌尿系感染。

4.前列腺肥大的患者，安置在靠近洗手间的床位，或在床旁放置尿壶备用，保证患者夜间排尿安全。

【术后护理】

1.观察冲洗液的颜色，观察意识状态，呼吸，血压，脉搏的变化。

2.术后鼓励患者多饮水，饮食易消化，含丰富营养，并增加多纤维食物，以利排便。

3.术后平卧床不起后改为半卧位，以利引流及减轻腹胀。

4.保持冲洗引流管通畅并妥善固定，术后生理盐水持续冲洗膀胱5～7天，要根据引流液的颜色调节冲洗速度。保持冲洗液的入量和出量平衡。

5.术后5日内禁止灌肠或肛管排气，以免造成前列腺窝出血。

6.观察冲洗液有无外渗，引流液的量，患者的主诉及肠鸣音等。

7.遵医嘱口服解痉药缓解膀胱痉挛。

8.尿失禁者，及时更换尿湿的衣裤，防止压力性损伤发生。做好解释工作，减轻患者的思想顾虑。

（七）前列腺汽化电切术的护理

【术前护理】

1.TuVP是一种新手术方法，患者由于对手术不了解，常常对手术产生过度的焦虑和恐惧，这就要求护士通过适当的方式让患者了解本方法具有操作简单、去除腺体量大、出血少、并发症少、疗效显著等优点，帮助患者克服消极心理反应，积极配合治疗，在术前要让患者了解术后恢复要有一个过程，做好相应的心理准备。

2.有保留尿管或膀胱造瘘的患者，要保持尿管通畅，防止打折、扭曲、脱出，并每日测体温，预防发生泌尿系感染。

3.饮食等其他护理同前列腺肥大术前护理。

【术后护理】

1.密切观察生命体征　术后要严密监测血压、心率，对术前有心、肺功能欠佳及手术中有较多出血者设专人护理，观察记录血压、脉搏，每30 min 1次，待病情稳定后酌情测量。

2.排尿的观察　术后应注意观察患者有无排尿不畅和血尿，由于前列腺血管丰富，出血一般多在术后24 h内发生，术后遵医嘱持续膀胱冲洗24 h，密切观察引流液的颜色、量，如出现引流液量少于冲洗液量或突然加深为鲜红色，需高度警惕，及时处理，防止血块阻塞尿管。

3.密切注意病情变化，鼓励患者多饮水，达到每日2 000～2 500 mL，可起到冲洗尿路作用。

4.防止泌尿系感染　由于手术后留置尿管、膀胱造瘘管及膀胱冲洗极易并发尿路感染，因此术后常规使用抗生素，保持尿液引流和冲洗系统的无菌，妥善固定尿管及引流袋低于人体水平位，尿袋内尿液超过2/3时应及时倒除，保持尿道口清洁，尿道口护理每日早晚各1次。

5.疼痛的护理 TuVP术后，由于手术对后尿道的创伤，致使局部组织反应性增强，加上留置气囊导尿管牵引压迫及术后持续膀胱冲洗的刺激，常常引起膀胱阵发性痉挛疼痛，患者烦躁不安痛苦难忍，一般止痛药不能缓解症状，发作时易引起继发性出血和冲洗管道阻塞，增加感染机会。因此要及时报告医生处理。可经硬膜外导管注入吗啡解痉镇痛，未留置硬膜外导管的患者可静滴1%普鲁卡因，或在冲洗液中加入1%利多卡因，口服泌尿灵等。同时检查尿管位置是否合适，如导尿管加用牵引者在 出血已被控制后可解除牵引，Foley氏尿管的水囊可减少至15～20mL。

第六节　胸心外科疾病

（一）一般护理

【术前护理】

1.进行深呼吸运动或使用呼吸功能锻炼仪、吹气球，以增强肺功能。

2.常规橘皮，清洁手术区域皮肤。

3.遵医嘱给予口服泻药或使用开塞露。

4.良好监护单位、监护仪器和抢救物品。

5.监护室内勿摆放鲜花，勿使用浓烈的香水，避免诱发过敏性哮喘。

6.向患者和家属简单介绍手术方法和手术过程，以缓解患者心理压力及恐惧感。

【术后护理】

1.麻醉清醒血压平稳，后给予半卧位。

2.监测血压、心率、心率、呼吸、血氧饱和度及体温。

3.掌握输液的量及速度，给予高热量，高蛋白，高维生素，易消化食物，适当多饮水。

4.鼻导管或面罩吸氧。氧流量适度，保持湿化。

5.呼吸治疗2～3次/日，具体方法如下：

（1）雾化吸入20min，遵医嘱加入化痰平喘药、抗生素、激素。

（2）扶患者坐起，护士手成杯状，避开伤口，由内向外，由下向上，力量适度，叩击患者背部，同时鼓励患者咳嗽至痰咳出为止。

（3）当出现无效咳嗽时，用手指刺激胸骨上窝或环状软骨。

（4）用力咳嗽时，可用双手稍用力按压住伤口，以减轻由于胸廓的震动而引起的伤口疼痛。

（5）指导患者做深呼吸运动、吹气球或使用呼吸功能锻炼仪。

（6）平卧，做抬臀、踢腿运动，预防双下肢深静脉血栓的形成及骶尾部皮肤受压。

（7）痰多咳不出时，鼻导管吸痰或支气管镜吸痰。

6.胸腔闭式引流管的护理

（1）引流装置要保持无菌密闭。注意引流瓶长管位置、引流液量及颜色、水柱波动情况。

（2）拔管后用无菌油纱堵塞引流口，以胸带包紧。观察有无呼吸困难、皮下气肿。引流口渗液时应及时更换敷料。

7.有效止痛

（1）指导患者根据需要推注止痛泵。

（2）遵守医嘱，硬膜外管推注止痛药，针管放置要保证安全，活动时勿将硬膜外管拔出。

8.晨护时，每日注意查看伤口处皮肤。

（二）食管贲门癌根治手术

【术前护理】

1.合理安排饮食，提供高蛋白质、高热量、丰富维生素，少纤维的流食或半流食。对不能进食者给予胃肠外营养。

2.保持口腔清洁，口腔内有异味或溃疡者，用朵贝尔漱口液漱口。

3.术前嘱患者戒烟，加强排痰，使用抗生素控制呼吸道感染。

4.根据手术方式进行胃肠道准备。

【术后护理】

1.胃管负压适宜，冲管时若阻力明显，必须及时报告医师处理；胃管固定安全、牢固，且活动方便；胃肠功能恢复后遵医嘱拔除胃管。

2.禁食水期间加强口腔护理。给予静脉营养支持。

3.胃肠功能恢复后，停止胃肠减压24h后，根据患者情况遵医嘱进食水。同时观察体温的变化及患者的反应。若出现体温升高，或进食后腹痛，立即停止并通知医师。进食初期，药丸药片类应研粉、化水后服用。

4.密切观察呼吸状态，频率和节律，有无缺氧征兆，保持呼吸道通畅。

5.吻合口瘘的观察 患者有无高热、呼吸困难、胸腔积液及全身中毒症状。

6.乳糜胸的观察 胸闷，气急，心悸，甚至血压下降。

7.给予雾化吸入，加强痰液稀释，鼓励自行咳嗽，若出现痰液排不出、肺不张，可行支气管镜下吸痰。

（三）肺切除术

【术前护理】

1.改善呼吸功能，预防呼吸道感染，戒烟，合并肺部感染者，雾化吸入后，给予体位排痰。

2.加强营养，给予高蛋白，高热量，高维生素，易消化食物，以提高机体抵抗力。

3.加强口腔卫生。

4.加强心理护理，使患者情绪稳定，配合治疗。

【术后护理】

1.半卧位为主。全肺切除术后避免完全侧卧位，以免引起纵隔移位，大血管扭曲，导致呼吸、循环异常。

2.术后24～36h常规吸氧气4L/min，鼓励患者有效咳嗽排痰，必要时可给予吸痰。

3.6h后可遵医嘱少量饮水，以避免由于口腔、咽喉干燥、疼痛，增加咳痰难度。

4.记录每h胸腔积液量和颜色，并观察心率和血压的变化。

5.全肺切除术后胸管应密闭牢固。避免活动过量。吸氧时间可相对延长。

6.静脉血液匀速，先胶体后晶体，限制盐的过量摄入。观察尿量，维持水、电解质平衡。

7.术后第1日遵医嘱进食。多食水果、蔬菜。卧床期间活动少，应少食牛奶。进食不足者可给予静脉营养。

8.适当锻炼，避免疲劳和引起疼痛。

9.加强并发症的观察和护理。

第七章　外科换药室护理

第一节　体表脓肿切开引流护理

一、脓肿切开引流指征

1.体表的脓肿　有波动试验阳性。

2.深部的脓肿　有肢体的肿胀与明显的压痛点，同时伴有发热、白细胞增高等全身症状。诊断性穿刺可抽出脓液。

3.指、趾处感染 根据其解剖特点，以体征为主。

（1）具有搏动性疼痛。

（2）强迫体征（如手下垂时疼痛加剧）。

二、结合手术需要和要求，选择最合适的麻醉方法

1.常用麻醉药物 0.25%利多卡因。

2.局部浸润麻醉 适用于脓肿未破溃者。

3.环行浸润麻醉 适用于脓肿已破溃者。

4.指根神经阻滞麻醉 适用于指、趾的手术。

三、切口的选择

1.头面部、关节处脓肿应顺皮纹的方向切开，可减少疤痕与保持关节的功能。

2.体表的脓肿应顺肢体长轴方向切开，避免损伤血管和神经。

3.急性化脓性乳腺炎患者，如脓肿在乳房处，应以乳头为中心行放射状切口，如在乳晕处，则行弧形切口，避免损伤乳腺管。

4.“痈”的处理　应尽量切到病灶的边缘，同时深达筋膜层，行单“十”字式或双“十”字式切开。

5.切口应在脓肿的最低位，大的伤口应行对穿引流，保持伤口的引流通畅。

6.脓性指头炎的患者，严禁腹侧切开，须行侧方引流，保持手指的功能。

7.甲沟脓肿的患者，应在甲沟的一侧或两侧行切开引流。

8.甲下积脓、积液及嵌甲的患者，须行拔甲术。

9.化脓性腱鞘炎的患者，应在手指侧面做长切口，严禁超过指横纹。

10.手掌深部间隙感染的患者，根据其解剖特点及感染部位。应注意以下几个方面：

（1）切口应在掌面。

（2）可在大鱼际肿胀和波动最明显处做切口。

（3）在拇指、食指、间蹼“虎口”处做切口。

（4）手背第二掌骨桡侧做纵向切口。

四、心理护理与健康教育

注意与患者及其家属的沟通，及时解释和说明病情，缓解患者及其家属的紧张和焦虑情绪，使其以愉快的心态配合治疗和护理。向患者及其家属讲解疾病的相关知识、治疗护理要点及相关注意事项，并做好出院指导。

五、注意事项

1.要详细询问病史并检查脓肿的部位。严格掌握切开引流指征，注意与寒性脓肿相区别。（寒性脓肿无红、热、痛等急性感染症状，病程长，发展较慢。）

2.要注意观察患者全身情况，加强心理护理，消除患者恐惧感，取得患者的合作。

3.要严密观察患者术中情况及局麻药物的毒性反应，严防意外情况发生。

4.手掌深部化脓感染及化脓性腱鞘炎切开引流后，应给予功能位固定。

第二节　各种伤口的观察及护理

一、清洁伤口的观察及处理

缝合伤口的观察及处理：

（1）伤口微红、微肿为正常缝合伤口。

处理：1%活力碘由内向外消毒后，无菌敷料包扎，直至拆线。

（2）伤口微红、微肿，仅针眼处发红、范围不大为缝线反应。

处理：1%活力碘由内向外消毒后，75%酒精纱条覆盖，无菌敷料包扎，加强观察，到拆线时间后及时拆线。

(3)伤口处出现红、肿、痛，无波动感，为伤口感染早期。

处理：局部用1%活力碘由内向外消毒后，75%酒精纱条覆盖，无菌敷料包扎，同时给予红外线照射及微波治疗，给予全身抗感染治疗，促进炎症消散吸收。

(4)伤口出现红、肿、痛、有波动感可判断为伤口感染。

处理：给予提前拆线，扩创引流，按感染伤口换药。

二、甲下积血的处理

1.常规碘酒、酒精消毒患指。

2.用酒精灯火焰消毒环形针。

3.行甲下烙孔引流，挤出积血。

4.用75%酒精给予无菌加压包扎。

5.嘱3日后观察伤口情况。

三、污染伤口的观察及处理

1.小面积烧伤、烫伤的观察及处理

(1)损伤达真皮浅层，部分生发层健在，为浅Ⅱ度烧伤期(水泡)。按如下程序处理：

①用1‰新苯扎氯铵清洗创面。

②用1%活力碘消毒。

③用无菌剪刀剪破水泡的最低位，排出泡液。

④用生理盐水清洗创面。

⑤用1%碘酊湿敷包扎，或用水胶体敷料覆盖，保持伤口的清洁。

(2)损伤达真皮深层，有附件残留，为深Ⅱ度烧伤，感染机会大。

按如下程序处理：

①用1‰新苯扎氯铵清洗创面。

②用1%活力碘消毒。

③用无菌剪刀清创。

④用生理盐水清洗创面。

⑤用四强油或凡士林纱条敷贴创面包扎。或者涂上水凝胶敷料后覆盖银离子抗菌敷料。

（3）擦伤的观察及处理：受伤后6h内，表面无明显污染物。按如下程序处理：

①用1‰新苯扎氯铵清洗创面。

②用3% H2O2冲洗伤口后，再用生理盐水冲洗伤口创面。

③用凡士林纱布敷贴创面并填入伤口、包扎，伤口有渗血者给予加压包扎。或覆盖水胶体敷料，渗血时可选用藻酸盐敷料和泡沫敷料。

四、感染伤口的观察及处理

1.体表软组织化脓性感染

局部有红、肿、热、痛、功能障碍，可伴有白细胞增高，发热等全身症状。按如下程序处理：

（1）给予全身抗炎及支持治疗。（2）用金黄膏外敷：早期可使炎症消散吸收，不吸收者可使炎症局限，形成脓 肿，以利于切开引流。

（3）制动，局部微波治疗。

（4）形成脓肿时，须手术切开引流。

2.切开引流后的伤口

（1）切开引流通畅：外层敷料有大量液体；而切口内脓液甚少者。

（2）切开引流不畅：外层敷料干燥无液体，而将伤口引流物松动或拔出时，却有大量液体流出。按如下程序处理：

①切口引流不畅者，用探针探明切El是否低位引流，是否有异物残留或切口太小，必要时行扩创引流。

②引流通畅者，用生理盐水清洗伤口。

③将引流物纱条，入四强油纱条放置入伤口底部，不可太紧，或选用水凝胶敷料清除坏死组织，覆盖银离子敷料控制感染和渗液。

④当换至脓性分泌物减少后，更换庆大霉素或生理盐水换药。或当使用银离子敷料2～3次炎症控制后，肉芽组织生长健康，可选用水胶体敷料和泡沫敷料。

五、慢性溃疡伤口

1.炎症期（黑色）伤口：伤口相对干燥，有坏死组织，当坏死组织较多时，伤口表面有一层厚黑色的干痂，用无菌剪刀剪除坏死组织，使用溃疡灵等去腐生肌的药物纱条引流，或选用水凝胶敷料清除坏死组织，覆盖银离子敷料控制感染。

2.肉芽形成期（黄/红色）伤口：伤口坏死组织减少，渗出液开始增加，并达高峰，伤口呈黄色或红色或兼而有之，继续用溃疡灵等去腐生肌的药物纱条、凡士林纱条换药，也可根据伤口情况选用水胶体敷料、泡沫敷料、藻酸盐敷料、银离子敷料。

3.上皮化期（粉红色）伤口：伤口肉芽新鲜，伤口周边表皮开始向中心爬行，伤口逐渐缩小，渗出液减少，用凡士林纱条、生理盐水纱条换药，或用水胶体敷料保护新生组织，促进上皮细胞的生长。

第三节　换药操作规程

一、热情接待患者，询问病情，安排合适体位。

二、严格执行无菌操作技术原则，按外科换药原则执行。去除污染敷料，检查伤口情况，正确评估伤口。

三、洗手、戴口罩，准备换药所需用物，戴手套。

四、消毒或用生理盐水清洗伤口，根据伤口情况选用合适敷料，包扎伤口。

五、整理用物，洗手，记录。

六、做好健康教育，向患者介绍相关知识及保健常识，并预约好下次的换药时间。

七、注意事项

1.操作过程中随时观察患者全身情况，避免因疼痛、恐惧产生的不适，尽量减轻患者的疼痛和恐惧心理。

2.实行保护性医疗，保护患者的隐私，特殊部位在单间治疗。

3.根据伤口情况，选择合适敷料。

4.严格遵守无菌操作原则和消毒隔离制度。

5.伤口包扎要求牢固、舒适、美观，必要时绷带加压包扎。

第四节　绷带包扎的注意事项

绷带包扎的部位必须清洁干燥，对皮肤皱褶处可撒滑石粉并用棉垫或纱布间隔，骨隆突处应用棉垫保护。

1.使患者位置舒适，抬起患肢，保持功能位。

2.根据绷带包扎的部位，选择宽窄合适的绷带。

3.一般从远心端向近心端包扎，使卷带平贴包扎部位，并紧握卷带，勿使其落地污染，绷带包扎开始运行环行两周固定。

4.绷带包扎每周用力要均匀，松紧适当，指（趾）端最好露在外面，以便观察肢体血液循环情况。

5.每周绷带应遮盖上周绷带的1/2或1/3，以达到充分固定并节省绷带，并注意整齐与美观。

6.绷带包扎完毕，先环行两周，再用胶布或撕开带尾打结，固定绷带的固定结应放在肢体的外侧面，忌固定在伤口敷料上、骨隆突处或患者坐卧时压迫的地方。

7.解除绷带时，先解开固定结或胶布，然后顺绷带包扎的反方向，以双手互相传递松解，绷带已被分泌物浸透或干涸时可用剪刀剪开。

第八章　手术室护理

第一节　神经外科手术护理

神经外科手术专科性强，手术复杂，种类繁多，在手术配合上具有较强的专科特点。

一、专科用药

0.9%氯化钠、20%甘露醇、0.1%肾上腺素、庆大霉素、红霉素眼膏等。

二、专科用线

0号强生丝线缝合硬脑膜、4号强生丝线缝合肌肉、皮下、皮肤。

三、常用耗材

棉片、骨蜡、吸收性明胶海绵、止血纱布、耳脑胶、颅骨锁、颅骨连接片等。

四、常规物品准备

1.敷料　中单2包、治疗巾2包、手术衣2包、持物罐。

2.器械　开颅包、双极、电刀、电钻（或气钻）铣刀、头钉、附圈、显微器械。

3.台上常规物品　3L手术薄膜（30cm×20cm 1个、45cm×45cm脑外专用1个），显微镜套1个，10mL注射器1个，骨蜡1块，吸收性明胶海绵5～6包，0号强生丝线2包，4号强生丝线2包，一次性冲洗球1个，头皮夹1包。

五、体位摆放及注意事项

1.平卧位

（1）适用于额部、额颞部开颅手术。

（2）患者平卧，两臂伸直放于患者身体两侧，中单自两腋下穿过约束手臂。

（3）约束带用于约束腿部。

2.侧卧位

（1）适用于颞、顶、枕、CPA开颅等手术。

（2）患者肩齐手术床上沿。

（3）腋下摆放一腋枕外包中单，腋下空一拳。

（4）侧卧后上肢分别摆放于衬有棉垫的托手架及搁手板上，下肢上腿弯曲放于腿枕上，下腿自然弯曲。

（5）躯干两侧用骨盆固定架固定，防止术中术者根据手术需要调整手术床倾斜度时患者坠床。

（6）视术者要求，肩部用约束带固定。

3.座位

（1）适用于枕部入路手术。

（2）了解患者的身高：患者坐起前，髂前上棘与床坐板前端平齐。身高偏矮者（低于155 cm）和/DJD，在臀下适当垫一软枕以增加上半身的高度，以患者坐起后肩部超过背板为宜，避免背板上升后患者头部相对过低。

（3）先将腿部抬起以驱血回心，两腿弹性绷带包扎时，绷带松紧适宜。

（4）逐渐升高背板至90°，头架固定，双手自然摆放于预先固定于手术床两侧下衬有棉垫的搁手板上。

（5）膝下、腿上各垫一软枕。

（6）将手术床后倾15°。升高坐板和下肢板至10～15°，防止患者向下滑移。

六、注意事项

根据手术部位，确定手术体位。患者摆体位时，要确保患者功能位，以免手术完毕后患者出现神经损伤。固定患者时，松紧适宜，软枕外包中要注意平整，固定架角度要适宜，托盘高度要合适，避免碰到患者皮肤，发生灼伤。注意静脉通道、气管插管、留置尿管、避免盘曲脱落。检查心电极片、神经监测导线是否受压、位置是否合适。

七、显微手术

显微神经外科手术技术是指在光学显微镜下，利用特制的显微器械所进行的一种细微精巧的手术操作。

八、特殊物品

1.仪器 Leica MS-2显微镜。

2.器械 包括显微剪刀、显微剥离子、显微吸引器头、钩刀、刮圈等。

九、使用显微器械时的注意事项

单独放置、单独刷洗、单独擦拭、单独打包、单独消毒、单独发放。

十、术前访视及心理护理

了解患者整体情况，术者的术式及特殊要求，做好术前准备，制定周密的护理计划

划。向患者介绍手术室相关情况、手术大体过程、需要患者配合的方面、患者担心的 内容等，及时消除患者的紧张和不安情绪，使患者以良好的心态迎接手术。

十一、手术配合要点

1.器械护士职责

（1）传递器械的稳准性

稳：手持器械的前1/3处，轻放于术者虎口中，使术者不用倒手即可使用。准：选择合适的器械（长、尖）。

轻：不拍打术者的手。

（2）观察术野。

（3）准备大小合适的棉片。

（4）保证传递的器械干净无血迹。

（5）不可碰手术床和术者。

2.巡回护士职责

（1）术中据术者需要调节显微镜，并固定各关节。

（2）术中为患者做各项操作时，避免碰撞手术床。

3.神经外科配合特点

（1）严格执行清点制度，执刀前及关闭硬脑膜前，巡回、洗手护士共同清点器械、棉片。

（2）消毒前，患者外耳道内塞棉球，检查患者瞳孔后，眼睑涂红霉素眼膏，外用小薄膜粘贴眼帘。

（3）铺单后迅速布台，将双极电凝、电刀、吸引器固定于合适部位。

（4）500 mL生理盐水中加入16万单位庆大霉素配置成术中颅内冲洗盐水。

4.用电钻钻孔时，注意往骨瓣上滴水，台下输甘露醇时，要快速滴入（15～20滴/min）。

（1）根据手术进展，提前备好显微器械、套好显微镜套。

（2）术中所用双极用湿纱布单齿擦拭，棉片均用盐水浸湿后方可使用。

（3）术中注意观察病情变化，以及静脉输液、尿量、监督无菌操作。

（4）显微器械使用完毕后，单独放置，单独刷洗，单独擦拭，单独包包，单独消毒。

（5）显微镜使用前后用拭镜纸擦净目镜和物镜。关闭显微镜时，先关闭光源电源再关闭显微镜电源，将调节光源旋钮旋至最小。

十二、附幕上肿瘤切除术

1.物品准备

（1）敷料：按常规要求准备敷料。

（2）器械：按该手术常规准备器械。

（3）台上物品：按常规准备物品。

（4）特殊物品：根据主刀医生意见，选择显微器械。

2.体位 根据手术部位而定。

3.配合要点（略）。

4.器械护士职责

（1）常规开颅后备好显微镜。

（2）及时擦拭双极。

（3）传递棉条准确及时、大小适宜。

（4）若静脉窦开放，及时准备大块多量海绵及棉片压迫止血。

5.巡回护士职责

（1）确保吸引器的有效负压及管道通畅。

（2）随时观察手术进展，及时供应台上物品。

（3）根据术者要求，及时调节双极功率的大小。

十三、幕下肿瘤切除术

1.物品准备

（1）敷料：按常规准备敷料。

（2）器械：除常规器械外，另备后颅凹器械。

（3）台上物品：除常规物品外，另备7号强生丝线2包。

（4）特殊物品：根据主刀医生意见，选择显微器械。

2.体位：根据手术部位而定，多采用侧卧位或坐位。

十四、配合要点

1.器械护士职责

（1）气钻不要过早撤除，因部分骨质结构还需磨钻磨除。

（2）常规开颅后，备好显微镜及颅内牵开器。

（3）如乳突开放，用大片骨蜡封堵，并用骨胶黏附。

（4）备好小棉片及薄片吸收性明胶海绵。

（5）提前备好止血纱布，肿瘤切除后止血。

2.巡回护士职责

（1）骨瓣去除时，遵医嘱给予20%甘露醇。

（2）乳突开放，选用500mL生理盐水中加入庆大霉素32万单位。

第二节　耳鼻喉科手术护理

一、手术配合特点

本科手术种类多，发展迅速，对围手术期护理有较高的要求，充分做好物品的准备及供应工作，特别是气管食管异物取出，术中病情变化快，这就要求手术室护士具备一定的急救知识。反应迅速，对术中突发情况冷静、沉着应对。

二、手术常用药物

（1）丁卡因（丁卡因）：为长效局麻药。起效时间10～15min，时效可达到3h以上。丁卡因的麻醉效能为普鲁卡因的10倍，毒性也为普鲁卡因的10倍，一次用量最多不超过60mg，临床上1%丁卡因用于鼻腔黏膜，口腔黏膜，气管内黏膜表面麻醉，耳部手术局部表面麻醉。

（2）利多卡因：为酰胺类中效局麻药。具有起效快、弥散广、穿透性强，无明显扩张血管作用的特点，临床上0.5%～1%溶液用于神经阻滞，时效可达120～400min。1%～2%溶液用于神经阻滞，起效需5～15min，时效可维持60～120min，成人一次用量不可超过400mg。

（3）盐酸肾上腺素加入局麻药中，以减少出血并延长麻醉时间。

（4）红霉素眼膏主要用于面部手术消毒前挤入眼内，以保护眼角膜，防止角膜损伤，气管切开术后置管时起润滑消毒作用。

（5）庆大霉素主要用于喉切除术及鼻侧切开术中冲洗切口做表面抗感染用药，也可用于鼻内镜术后加入膨胀海绵材料起消炎作用。

三、常用耗材

1.骨蜡用于创伤止血。

2.止血纱布主要用于手术野局部止血。

3.医用耳脑胶主要用于耳郭听骨链骨重建术，固定人工听骨，防止人工听骨脱落。

4.膨胀海绵主要用于鼻腔手术后支撑填塞压迫止血。

四、专科用特殊物品

1.碘仿纱条多用于耳部手术，可起到消炎防腐、压迫止血、引流分泌物、填塞鼻腔等作用。

2.棉球用于扁桃手术拭血。

3.棉片主要用于耳部手术中拭血和蘸丁卡因做鼓室腔的麻醉及鼻手术鼻腔黏膜的麻醉。

4.凡士林纱布用于鼻腔耳部手术后填塞压迫止血、支撑鼻甲。

5.四头带用于上颌窦手术压迫止血。

6.扁桃纱球用于扁桃手术后压迫止血。

7.12号刀片用于扁桃体切除手术及鼾症手术、气管切开手术。

8.普通纱条用于耳部手术、鼻腔手术上颌窦手术中拭血。

五、体位特点

此类手术体位分为仰卧位、颈仰卧位和坐位。仰卧位用于耳部手术、鼻部手术等。颈仰卧位用于咽喉部手术（如喉切除、肿瘤手术）。座位用于局麻扁桃、鼻中膈。摆体位时以伤口暴露清楚、固定牢固，患者舒适，不造成损伤为原则。使受压部位的皮肤舒展开，并在骨隆突出部位垫以海绵垫，术中适当活动患者的肢体，防止神经受压迫和影响血液循环。

1.仰卧位　头部垫头圈，身体的各部位不可接触金属物，以免使用电刀时灼伤患者。

2.仰伸位　头下置1个头圈固定头部，将软枕垫于肩下，垫高肩部，使颈仰伸，便于暴露术野。

3.座位　将头靠部位调至患者舒适部位。

六、物品准备特点

1.仪器的准备　显微镜电钻冷光源电刀双极电凝术前检查性能以确保术中使用。

2.使用光源导线时，注意要尽量减少弯曲，更不能打折或受压，避免光导纤维遭到损害，开启冷光源之前，要减少亮度是否调到最小，以免突然启动时，电压过大使灯泡损害。关闭冷光源之前，要把所有调节旋钮调至原位。

七、术前访视及心理护理

了解患者整体情况，术者的术式及特殊要求，做好术前准备，制定周密的护理计划。向患者介绍手术室相关情况、手术大体过程、需要患者配合的方面、患者担心的内容等，及时解除患者的紧张和不安，使患者以良好的心态迎接手术。

八、保证静脉输液通道畅通

根据手术要求选择输液部位，一般可选用上肢远端，术中根据血压、出血量及尿量调节输液速度。

第三节　心脏外科手术护理

心外科手术创伤大，术中病情变化快，对其手术期护理有较高的要求。这就要求手术室护士要具备一定的急救知识，了解手术步骤，做好充足的物品准备。

一、专科用药

1.肝素　12 500u/2mL 。停跳体外循环按3mg/kg ，不停跳微创手术按1mg/kg，从锁骨下静脉注入。

2.鱼精蛋白　50mg/5mL。中和肝素比例为1∶1或1∶0.8，稀释在葡萄糖水中由体外循环组从所穿刺的锁骨下静脉注入。

3.地塞米松　10mg/mL。麻醉、滴注鱼精蛋白前从外周静脉注入5mg。

4.抗生素　从体外循环机和大静脉中滴入。

5.呋塞米　20mg/2mL。术中根据尿量情况从体外循环或静脉滴入。

6.甘露醇　体外循环脱水，从体外循环机中加入。

7.碳酸氢钠　碱化尿液，从体外循环机中加入。

8.维生素C 1mg/2mL。体外循环机中滴入。

9.利多卡因 100mg/5mL。从体外循环机中滴注。

10.多巴胺 20mg/2mL 。按3mg/kg，稀释在葡萄糖中，用微量泵连接在大静脉上。

11.多巴酚丁胺 20mg/2mL。按3mg/kg稀释在葡萄糖溶液中，用微量泵连接在大静脉上。

12.氯化钾 100mg/10mL。根据血气补钾。

13.氯化钙 100mg/10mL。根据血气补钙。

14.硝普钠 50mg/支。稀释到0.5mg/mL，体外循环使用。

15.肾上腺素、去氧肾上腺素、异丙肾上腺素。

16.硝酸甘油、酚妥拉明、罂粟碱。

二、专科用药

1.prolene线 2~0、3~0 prolene滑线用于瓣膜成形，或直接用2~0、3~0换瓣

线做瓣膜成形；4~0、5~0 prolene滑线用于缝合心脏、主动脉、肺动脉等大血管切 口；6~0滑线吻合冠状动脉近端和主动脉；7~0滑线用于吻合冠状动脉远端。

无创涤纶线 4×12、5×12、5×14、6×14、7×17用于建立体外循环荷包，eft垫片用于缝合主动脉、二尖瓣置换、三尖瓣成形、修补房缺、室缺。

3.普通丝线 0、1、4、7号线，用于心包、肌肉、皮下和皮肤的缝合。

4.可吸收线 2~0用于缝合成人肌肉、皮下、冠状动脉架桥术取大隐静脉切口皮下；3~0用于成人皮内缝合；3~0用于小儿皮内缝合。

5.起搏导线。

6.钢丝 用于缝合胸骨。

三、常用耗材

1.骨蜡 胸骨创面止血。

2.涤纶片。

3.瓣膜。

4.人造血管。

5.固定器、吹氧管、冠状动脉血管塞、冠状动脉刀片、钛夹、打孔器用于冠状动脉搭桥。

6.冰盐水和温盐水。

四、体位特点

心脏外科手术体位基本分为平卧位和侧卧位两种。平卧位适用于成人体外循环、心包剥脱和某些病情较重，病情较复杂的小儿体外循环，冠状动脉搭桥也是平卧；右侧卧位用于二尖瓣闭式分离、PDA结扎；左侧卧位用于某些体外循环的房缺、室缺。

1.平卧位　头枕头圈，胸骨正中垫1个胸骨垫，使头后仰充分暴露胸骨；臀部垫海绵；腋窝处垫软垫；足跟垫海绵垫；大腿下1/3处以约束带固定。在冠状动脉架桥术中，取大隐静脉侧下肢曲髋外旋。

2.侧卧位　术侧朝上，海绵垫置于患者身下使患者上腿伸直，下腿弯曲，两腿之间放置大海绵垫，将约束带束在膝部并将其固定在手术床上，双上肢外展固定在支臂板上，两侧固定骨盆固定架，一侧固定在骶尾部，另一侧固定在耻骨联合，并用小海绵垫保护皮肤。

3.护理要点　摆放体位要舒适，固定要牢固，暴露术野要充分。在体外循环手术中要将体位垫放置在复温毯下，以免影响术中控制体温。摆置侧卧位时注意充分暴露右肩脚下切口，海绵垫不可堆放太高，也不能下侧腋窝太受压，松紧以能伸进1手指为宜，双臂勿过度外展，以免损伤臂丛神经。

五、手术物品准备

1.心外科手术术前准备物品较多，术前巡回护士提前准备物品、检查物品、器械是否齐全、合适。

2.术前准备，除颤器、电锯、电刀、吸引器、体外循环特殊器械、敷料。

六、术前访视及心理护理

了解患者整体情况，术者的术式及特殊要求，做好术前准备，制定周密的护理计划。向患者介绍手术室相关情况、手术大体过程、需要患者配合的方面、患者担心的内容等，及时解除患者的紧张和不安，使患者以良好的心态迎接手术。

七、保证静脉输液通道畅通

1.外周静脉部位选择在左肘部，心外科患者心功能较差，输液速度降低血容量性低血压外均应放慢速度。输液种类以平衡液为主，辅以706羧甲淀粉、血定安、贺斯、血制品。

2.在左腕下垫一个小圆垫，充分暴露桡动脉，成人用20号套管针，小儿用22号套管针，婴儿用24号套管针，进行动脉穿刺，以监测动脉压和血气。

3.心脏患者常规进行颈内静脉穿刺，用于补液、给药。测量中心静脉压。

八、保温技术

1.室温的调节 术晨在接患者前打开空调，如患者是小儿则适当提高室温，待消毒铺单后再将室温调至正常，复温时，也可根据患者具体情况适当调高室温。

2.被子及变温毯的使用 在患者麻醉后进行各种穿刺时注意覆盖被子保温。小儿和微创手术提前将手术床上的变温毯调至40℃。

3.温水的使用 心脏不停跳手术或体外循环手术开始复温时均使用38～42℃温水。

4.充气式保温毯的使用 将保温毯覆盖在腹部及下肢，把充气装置套进热风毯并固定，复温后开始使用。

九、血液回收

1.建立体外循环后，根据患者血红蛋白及手术要求从腔静脉管引流出适当的血液保留在无菌的容器中，待手术操作结束后再回输给患者。

2.转流停止后将体外循环中的机血打入无菌容器中回输（因机血中含有肝素，回输时须追加鱼精蛋白），将平衡液倒入体外循环机管道中，冲洗后吸入血液回收机中，充分回收机血。

第四节 胸外科手术护理

胸科手术涉及患者呼吸、循环和消化三大系统，其中对呼吸和循环功能的影响尤为明显。

一、专科用药

1.活力碘 0.1%活力碘冲洗胸腔用。

2.蒸馏水 40℃蒸馏水用于切除肿瘤后的胸腔冲洗。

3.生理盐水 温生理盐水浸泡胸腔以检查胸腔有无漏气。

二、专科用线

1.普通丝线 1、4、7号线缝扎各层组织。

2.国产肠线 合拢肋骨用。

3.进口缝线 3～0可吸收线缝合气管残端；4～0、5～0 prolene线缝合血管用。

4.钢丝 用于缝合胸骨。

5.涤纶线 5×12、5×14缝合气管残端。

三、常用耗材

1.SDh21、SDh25、SDh29吻合器 吻合食管用。

2.TLC75、TLC100直线切割器 用于组织切割和闭合。

3.TLV30血管缝合器 处理肺静脉。

4.TLh30缝合器 用于闭合气管残端。

5.残端缝合器 用于胃的切割和闭合。

6.医用生物蛋白胶 冲洗胸腔后喷洒创面，凝固出血点，起到很好的止血效果。

7.骨蜡 用于肋骨及胸骨断端止血。

8.止血纱布 用于创面止血。

9.双腔气管插管。

四、体位特点

1.侧卧位 适用于肺叶、食管、纵隔肿瘤、气管肿瘤、侧胸壁手术。

2.仰卧位 胸部正中切口，用于前纵隔肿瘤，双侧肺同期手术。

3.半侧卧位 胸部前外侧切口。

4.半坐卧位 适用于纵隔巨大肿瘤，气管内肿瘤压迫。

五、术前访视及准备

了解患者整体情况，术者的术式及特殊要求，做好术前准备，制定周密的护理计划。向患者介绍手术室相关情况、手术大体过程、需要患者配合的方面，患者担心的内容等，及时解除患者的紧张和不安，使患者以良好的心态迎接手术。

六、保证静脉输液通道畅通

维持水电解质的平衡是胸科手术顺利进行的关键，根据手术大小建立1～2条静脉通道。输液部位最好选择在上肢，液体固定要牢靠，经常查看输液部位是否漏液，发现问题及时处理。胸科手术较复杂，时间长，需要大量输液，进入胸腔后，应根据血压、尿量及出血等情况，适当调节输液速度。

七、保温技术

胸科手术缝合胸前，常规冲洗。大量的冷盐水冲洗胸腔，会造成心率减慢、血压及体温下降，所以冲洗时要用0.1%活力碘或蒸馏水冲洗，水温应控制在38℃

左右；同时要注意做好患者其他方面的保温，肢体不要暴露在外面，室温应控制在22～25℃。

八、配合特点

1.吻合技术　胸科手术最常见的并发症是食管吻合口瘘，为了尽可能地减少此类并发症，吻合器的应用在手术中起到了安全、省时、损伤小的作用。由于肿瘤部位不同，吻合器型号选择也各不相同。护士一定要将切缘组织保存好，以便保存标本。用治疗巾包好用过的吻合器，置于器械桌一边，不再接触其他器械，以防污染。

2.血管缝合技术　胸腔是大血管的发源地，手术操作很容易伤及血管，血管器械随时备用，4～0或5～0 prolene线连续缝合。血管缝针比较小，台上护士一定要及时收回保存，防止丢失。

3.做好污染手术处理　处理有腔器械时，要按污染手术处理。

4.一次性物品的毁形　胸科手术中使用的一次性耗材较多，术后将其清洗干净，将缝合器、切割器、吻合器等钉子取下。所有使用过的一次性耗材均交到器械室，由器械室人员统一毁形，不得再次使用。

5.标本的处理

（1）术中标本保存：台上护士要妥善保管好手术取下的组织。

大标本放于弯盘内，切缘系线；小标本如淋巴结放于纱布内，不同部位应分开放置，并用组织钳夹好。

（2）术后处理：①将标本装入标本瓶内，倒入10%福尔马林中浸泡（浸泡液要没过标本），大块组织要覆盖纱布，瓶口贴保护膜。②食管切缘、淋巴结等应分装几个容器或做上标记，如扎线等以示区别。③检查病理单的填写及病理号是否已贴于标本容器上，并由巡回护士做好登记。

第五节　普通外科手术护理

普通外科手术包括切开、止血、缝合、结扎等大量外科手术基本操作，做好这些基本操作是做好其他手术配合的基础。

一、专科用药

1.肝素　全身肝素化及阻断血管局部冲洗用。

2.稀释活力碘 术中用于肠道内冲洗。

3.蒸馏水 用于切除肿瘤后浸泡腹腔，防止癌细胞种植。

4.鱼精蛋白 用于中和肝素。

二、专科用线

1.荷包线 用于消化道吻合，与荷包线合用。

2.可吸收缝线 3～0、4～0可吸收缝线用于肠吻合或皮内缝合；2～0可吸收线缝合腹膜、筋膜、皮下等；PDS Ⅱ做减张缝合用。

3.血管缝线 5～0 prolene、6～0 prolene线用于血管吻合。

三、常用耗材

1.医用生物蛋白胶 用于冲洗腹腔后喷洒创面，凝固出血点，能起到很好的止血效果。

2.几丁糖用于防止腹腔组织粘连。

3.医用防粘连膜 腹、盆腔用型号为80×100×T3[0.22]，可防止组织粘连。

4.疝修补片 用于疝修补手术。

5.吻合器 SDh25、SDh29、SDh31吻合器：分别用于胃近端与远端吻合；SDh34吻合器用于直肠吻合。

6.TLC 75、TLC 100直线切割器 用于组织切割和闭合。

7.爱惜康60mm或90mm切割器 用于胃的切割和缝合。

四、体位特点

1.仰卧位 为普通外科最常用体位，可用于剖腹探查及各种胃肠肝胆手术。摆放时需注意上肢置于身体两侧，用中单包好，避免接触金属物，下肢放平，膝下垫棉垫，防止腘神经受压并可保持膝部自然弯曲，大腿下1/3处用约束带固定，脚跟处垫棉垫防止骨突受压。

2.颈仰伸位 为甲状腺手术所用体位，肩垫置于肩下，颈下置一软枕或一充满气的引流袋，头下置一头圈。

3.截石位 为直肠癌手术常用体位，患者仰卧，臀部齐床沿，臀下垫海绵垫，双腿放在支腿架上，双膝下垫海绵垫，并将下肢用约束带固定，将患者输液的上肢外展，置于搁手板上。

4.体位摆放时，要使患者舒适。由于患者多为老年人、体质衰弱及长期卧床的患者，皮肤情况差，床单一定要拉平，使其受压部位的皮肤舒展开，在骨隆突部位垫以海绵垫。

五、输液穿刺部位的选择

普通外科手术的患者一般在上肢建立两个以上静脉通道，特别是肝脏损伤者，不应在下肢建立静脉通道，因严重外伤可能合并有肝后下腔静脉或肝静脉损伤，手术时有在肝后处填塞或阻断下腔静脉的可能。如术中有发生大出血危险的患者，还应协助麻醉师进行中心静脉穿刺，以便测量中心静脉压及术中快速大量输液输血用。

六、专科配合特点

普通外科手术涉及许多重要的生命器官，业务范围广泛。有些手术术前尚未完全确定疾病的性质，须根据术中切除的标本送冰冻切片机，才能最后决定手术方式，必须做好手术的配合。

1.器械护士

（1）术前备齐手术器械：包括活检手术器械和扩大根治手术器械及其相应物。

（2）术中等冰冻时，在手术台和器械桌上盖一层无菌中单，保持手术台和器械桌的无菌状态。

（3）根据冰冻结果及时配合手术，如冰冻结果为良性，则结束手术；如冰冻结果为恶性，则需做好根治手术的配合工作。

（4）凡接触有腔器官的手术均为污染手术，应做好污染手术配合。如胃肠手术，手术时自缝支持线开始均按污染手术处理，用后器械、缝针应放在稀释活力碘内清洗，减少污染。

（5）手术中如需用吻合器时，应准备好荷包钳、荷包线及各种吻合器，检查吻合器钉是否完好。

（6）吻合口关闭后，应及时取下被污染的器械，更换无菌治疗巾及非污染器械。

（7）瘤切除手术：肿瘤切除后，应先用40℃灭菌蒸馏水浸泡整个术区，5 min后再冲生理盐水，以减灭肿瘤细胞。

（8）外科手术大多数都有病理标本需要送检，器械师应妥善保存病理标本，分类放置，并用无菌治疗巾覆盖。

2.巡回护士

（1）心理护理：术前访视患者，讲解手术过程，了解手术方式、体位及特殊用物；

术中等冰冻时及时安慰患者，不讲与手术无关的话；如需继续手术应及时做好解释工作。

(2)安放好患者体位：注意皮肤不要与金属物接触，骨突处垫一棉垫防止受压，全麻患者眼睑处涂眼膏予以保护。

(3)静脉输液通道：术中注意观察液路是否通畅，根据血压及尿量调整输液速度。如遇患者发生大出血时，应积极配合麻醉师进行输液、输血的抢救工作。

(4)病理标本的存放：手术结束后，将需送检的病理标本妥善保存、固定，如遇多份病理检查标本时，应注意区分，分类放置，并在登记本上做好详细记录。

(5)做好术中的护理记录：如实详细填写手术护理记录单，器械、纱布、针线清点情况，确保准确无误。

七、其他

某些手术，主要是肿瘤根治手术的范围有扩大的趋势，所以应加强手术的安全护理。

1.密切观察患者生命体征及神志、瞳孔的变化。

2.保持静脉输液通道畅通，随时做好抢救准备。控制输液速度和量，术中根据血压、中心静脉压、尿量以及手术的需要及时调整输液速度。

第六节　泌尿外科手术护理

泌尿外科手术从传统的肾输尿管膀胱及附件手术，发展到当今的脏器移植，以及腔镜下肾切除、肾上腺肿块切除、输尿管镜下弹道碎石术、前列腺电切术等。手术日新月异，给手术配合提出了更高的要求。

一、泌外手术常用药物

1.5%甘露醇溶液　用于腔镜电切手术冲洗。

2.生理盐水　用于碎石、普通开腹手术冲洗。

3.肝素　用于肾移植手术。

二、泌外手术常用缝线

1.丝线　1号缝线缝皮肤；4号线固定引流管；7号线缝合肌肉、筋膜；3~0丝线缝合输尿管。

2.肠线 2～0肠线缝合膀胱、前列腺窝；2～0或3～0用于肾实质；4～0或5～0 肠线缝合输尿管。

3.特殊缝线 5～0 prolene线缝合肾动静脉；6～0 prolene线缝合输尿管；6～0薇 乔线用于输尿管瘢痕切除尿道端吻合。

三、常用耗材

1.生物蛋白胶 用于创面止血。

2.气囊导尿管 有双腔和三腔两种型号，小儿常用规格是8～12号，成人是16～22号，用于术后留置导尿和压迫止血。

3.普通导尿管 用作导尿或牵引。

4.输尿管尿管 有不同型号及周径，常用的是3～7号，用于输尿管的逆行插管。成人用4～6号，小儿用3号。

5.输尿管支架管 放置于输尿管内引流尿液用，用作输尿管支架管必须较长时间留置在输尿管内。

四、物品准备

1.根据手术需要准备开腹器械以及肾、输尿管特殊器械，备齐手术所需体位用物。

2.对手术做到心中有数，备齐尿管及各种缝线。

3.肾移植、肾部分切除手术需准备无菌冰生理盐水，肝素盐水；庆大盐水，配制甲强龙溶液及环磷酰溶液。

4.肾上腺肿物切除手术准备好急救药品。

五、体位特点

1.侧卧位 肾手术及上段输尿管手术为充分暴露切口，常要求调整腰桥，患侧朝上，掌握侧卧位的正确摆放方法，并将患者固定牢靠，腋窝部垫高，防止臂丛神经受压，膝部、髂部等骨突处垫一海绵垫，防止皮肤受压。

2.截石位 用于会阴部手术及尿道内腔镜手术，患者平卧，臀部与手术床的对折部对齐，折下手术床尾端。注意下肢不可过度外展，腋窝部垫一海绵垫，防止神经、血管受损。

3.平卧位 患者仰卧，双上肢置于身体两侧，膝部用约束带固定，适用膀胱、肾移植，输尿管中段，下段手术，生殖器手术。

六、静脉输液通道

一般选用上肢，大手术可进行动脉测压和大静脉穿刺，测量中心静脉压并检查血氧饱和度，保证静脉输液通道畅通。

七、手术配合特点

1.术前访视及准备 了解患者整体情况，术者的术式及特殊要求，做好术前准备，制定周密的护理计划。向患者介绍手术室相关情况、手术大体过程、需要患者配合的方面、患者担心的内容等，及时解除患者的紧张和不安，并给予安抚，使患者以良好的心态迎接手术。

2.泌尿及生殖系统的器官构造为双侧，护士术前摆放体位时应仔细核对手术部位以防出错。

3.护士应熟练地掌握各类手术的配合要点，如嗜铬细胞瘤手术的配合特点，充分做好心理准备和物品准备。

4.肾移植手术的血管吻合需要高超的微创技术，护士在配合时需要做到心中有数，保证器械的良好使用，并准确地清点保存血管针、血管夹等。

5.膀胱全切后尿道改道手术为二类手术，在施行肠道手术时要做好污染手术的处理工作，一旦污染口关闭，应冲洗伤口，更换未污染的器械。

第七节 骨科手术护理

骨科是外科领域中一门形成较早、范围较广、发展较快的专业学科。骨科手术学在其成长过程中，不断吸收和运用外科学的丰富成果，发展迅速，手术日新月异，这给手术配合提出了更新、更高的要求。

一、骨科手术常用药物

1.一类切口 关闭切口前常选用庆大霉素或生理盐水冲洗。

2.感染伤口和外伤暴露伤口 常选用0.1%苯扎溴铵（新苯扎氯铵）和3%过氧化氢溶液冲洗伤口。

二、骨科手术常用缝线

1号线缝合皮肤；4号线固定引流管，缝扎肌肉出血；7号线缝合肌肉、筋膜；7~0号尼龙线吻合手部血管，5~0号尼龙线吻合下肢血管。

三、常用耗材

1.生物蛋白胶、胶原蛋白海绵、止血纱布：用于创面止血。

2.骨蜡 用于松质骨止血。

3.吸收性明胶海绵 用于创面止血。

4.同种异体骨 用于脊柱内固定手术。

5.医用防粘连膜 肌腱用型号为50×50×T2，椎管用型号为50×50×T1，用于硬膜外腔、关节腔等防止粘连。

6.钢丝、螺钉、钢板以及厂家内固定材料：用于内固定。

四、物品准备

1.骨科手术除了需用一般外科手术器械外，还需要一些骨科专用设备和手术器械。护士必须了解这些设备和器械的性能，并掌握其使用技术，才能顺利地完成手术配合。

2.敷料除了治疗巾、中单、剖包、衣服外，另外多备中单1～2包，用于手术中拍片，以及消毒绷带、棉垫、棉片等。

3.专科仪器的准备 根据手术的需要准备双极电凝、电钻、电锯、显微镜、驱血带、CB机等仪器，以保证其使用性能。

五、体位特点

1.平卧位 用于四肢手术。

2.单纯俯卧位 用于脊柱后路手术，注意骨突出部位如胸部、髂前上棘、膝部、踝部不能受压；对男患者应注意其会阴部的保护；腹部不能受压，防止术中手术野出血；上肢外展不能超过90°，防止臂丛神经的损伤；眼涂眼膏，防止角膜干燥。

3.头架势俯卧位 用于颈椎后路的手术。注意头架关节要安全可靠。

4.侧卧位 用于髋关节、胸腰椎病灶清除术、单纯腰椎间盘摘除手术，腋窝部垫高，防止臂丛神经受伤，根据患者身体情况，骨突出部垫一海绵垫，以免受压，下肢膝关节以上部位用约束带固定体位，耻骨联合及骶尾部用骨盆固定架固定，维持侧卧位体位。

5.头后伸位 用于颈椎前路手术。

6.牵引床的使用 用于股骨颈骨折、下肢干骨骨折的手术治疗，摆放体位时，应牵引患肢，固定牢固健肢，将会阴挡板置于患侧用于对抗牵引。

六、静脉输液通道

根据手术要求选择输液部位，一般选用上肢，避开测血压的肢体，术中根据血压和尿量遵医嘱调节输液速度。大手术如双关节置换、骨盆离断术等，需要动脉测压、大静脉穿刺、测量中心静脉压和血氧饱和度的监测，确保静脉输液通道畅通。

七、手术配合特点

1.术前访视及准备 了解患者整体情况，术者的术式及特殊要求，做好术前准备，制定周密的护理计划。向患者介绍手术室相关情况、手术大体过程、需要患者配合的方面，患者担心的内容等，及时解除患者的紧张和不安，并给予安抚，使患者以良好的心态迎接手术。

2. 手术器械及手术间管理 脊柱、关节置换、骨盆手术及深的体腔应清点缝针、纱布、纱垫、棉片等，严格管理术中用品，术中打开空气消毒机，保持手术间温度在22~24℃，注意为患者保暖，减少手术间人员流动。

3.严格无菌操作 无菌技术是手术室工作极为重要的原则，而骨科手术对无菌技术的要求，比一般手术更为严格，因为在骨骼中，虽也有防御反应，但反应速度很慢，以致在足够的防御建立起来之前，骨组织已出现不可修复的损害。此外，骨科手常植入一些金属、高分子聚乙烯等内固定材料或弥补物，如人工关节、椎弓根钉等。如果手术后发生感染，不仅造成手术失败，还会给患者带来严重后果，因而，严格的无菌技术操作极为重要。

4.骨水泥的应用 由于骨水泥凝固时间短，所以医生和护士均要做好应用前的准备工作，同时，在使用骨水泥的过程中，要观察患者血压的变化。

5. 内置物的选择原则 均要和相应手术部位相匹配，如螺丝钉、钻头、克氏针、椎弓根螺钉等，其大小、粗细、长短应根据测深器的测量来选择，特别要注意不 同厂家的器械的区别。

6. 计算出入量 对于半骨盆切除、双关节置换等大手术，要进行出入量的计算，每一块浸满血的干纱布出血量约为15mL，纱垫位50mL。

7.离断肢体保留技术 离断的肢体通常送病理检查或部分送病理检查，其余焚烧，应按常规途径进行。

第八节　妇产科手术护理

一、常用药

1.子宫兴奋药主要选用缩宫素（每支10IJ/mL）。

2.用于新生儿抢救的药物包括：纳洛酮（每支0.4mg/mL）地塞米松（每支2mg/mL）维生素Kl（每支10mg/mL）。

3.术中止血的药物常选用速止。

4.会阴消毒液常选用0.5%碘附。

5.腹腔冲洗液包括：地塞米松、庆大霉素加入生理盐水中冲洗或将1%碘附加入生理盐水中配成0.1%碘附。

6.双氧水主要用于腹腔感染冲洗。

二、专科用线

1.0号可吸收缝线主要用于剖宫产手术缝合子宫下段切口及子宫全切、子宫部分切除。

2.2~0号可吸收缝线用于妇科阴道手术缝合、开腹腔时缝合筋膜及皮下。

3.3~0号可吸收缝线用于缝合输卵管及附件。

4.4~0号可吸收皮内缝合线、4~0号扣线用于手术切口缝合。

三、常用耗材

1.医用生物蛋白胶主要用于子宫切除后的盆腔创面。

2.吸收性明胶海绵主要用于止血。

四、体位特点

1.腹部手术一般取平卧位，但妇科手术多限于盆腔，在盆腔深部操作，有时需要将头部放低，取头低脚高位，使肠管垂向上腹部，清楚暴露手术部位。阴部手术的体位，多采用膀胱截石位，外阴癌腹股沟淋巴结清扫术及外阴广泛切除术者，取膀胱截石位，将臀部垫高，使两侧腹股沟区突起，以利于淋巴结清扫。

2.摆放体位时应注意如下几点

（1）平卧位时：手术床上应垫海绵，对身体状况差的患者，在身体的各重力点（如骶尾部、足跟、肩胛部、肘部等）加垫海绵垫，身体的各部位不可接触金属物品，以免使用电烧时灼伤患者；身体的各部位除手术区外注意保暖。

（2）截石位：在腋窝处垫海绵垫，手术时间长则应适当活动患者的肢体，防止神经受压和影响血液循环；头低脚高时，肩部应使用肩托，肩托处垫海绵垫；电刀负极板放于肌肉丰厚、易于观察的地方，防止造成皮肤烧伤。

五、准备特殊器械及物品

经腹全子宫切除、部分子宫切除手术、阴式子宫切除术、剖宫产、宫外孕、盆腔清扫手术等应准备剖腹探查器械、另外另备特殊器械；阴式子宫切除应备阴宫特殊器械；宫外孕备血液回输瓶一套；盆腔清扫手术备盆腔拉钩、盆腔镜特殊器械；腹腔镜手术备妇科腹腔镜器械，宫腹腔镜手术应另备宫腔镜器械；敷料准备包括剖腹包、中单、手术衣等。

六、术前访视及准备

了解患者整体情况，术者的术式及特殊要求，做好术前准备，制定周密的护理计划。向患者介绍手术室相关情况、手术大体过程、需要患者配合的方面、患者担心的内容等，及时解除患者的紧张和不安，并给予安抚，使患者以良好的心态迎接手术。

七、静脉输液通道

输液部位通常选在上肢的远端静脉，输液速度通常为60～70滴/min。对于有心血管系统疾病的患者应适当放慢输液速度，手术过程中依手术情况可调节输液速度。手术中输入液体的种类通常以等渗液体为主，如平衡液、0.9%生理盐水等。

第九节　整形美容外科护理

整形美容外科学，是现代美容医学的重要组成部分，也是对具有正常解剖结构及生理功能的人体进行形体美学的修正和再塑造，由于整形美容外科起源于整体交叉，利用外科手段对人体某部位进行塑造，改善功能与外貌以增进美感均是它的范畴。整形外科将随着科技的发展以及人们审美情趣的不断丰富而日益发展。

一、手术的种类

整形手术包括：阴茎延长、毛发种植、上下眼睑整形、隆乳术、老年除皱、腹壁吸脂、隆鼻术、耳郭再造术、外生殖器、会阴肛门及两性畸形等手术。

二、常用的药物

1.非感染手术

（1）亚甲蓝：主要用于术前手术定位及膀胱手术测试是否渗漏。

（2）生理盐水+庆大霉素、生理盐水+活力碘、青霉素用于手术完毕前伤口冲洗。

（3）凡士林纱布、红霉素眼膏主要用于术后涂擦及保护伤口。

（4）生物蛋白胶、吸收性明胶海绵主要用于伤口止血。

2.手术感染 一般用0.1%新苯扎氯铵或3%过氧化氢溶液冲洗伤口。

三、常用缝线

1.147号线为一般腹部、头部及四肢手术。

2.3/0、5/0、6/0为颈部、面部、手指、神经损伤等手术。

3.常用耗材。

4.止血纱布主要用于创面止血。

5.骨蜡主要用于取髂骨、肋骨时用。

6.根据不同的手术方式，选用不同的材料。

四、物品的准备

1.整形手术除了一般常用外科器械，还需要按照不同手术选用不同的专业器械。

2.敷料类 中单、治疗巾、手术衣、棉垫、绷带、头圈、软枕、沙袋、网眼纱布、弹性绷带、木板夹板（用于小儿输液中的固定）等。

3.电器类 电刀、电凝吸引装置等。

4.特殊用具 植皮刀、滚式植皮刀、圆规、尺、牙签、照相机等。

五、体位护理

一般采用平卧位。

六、静脉通道

1.通常采用上肢部位，尽量避开测BP部位，并随时观察调节输液速度（遵医嘱）。

2.针头型号 成人多采用20号套管针，小儿多采用22号套管针。

七、术中配合

1.手术前访视患者 首先要了解患者的整体情况、手术方式及手术体位及特殊要求，做好手术前一切准备工作。向患者介绍手术室相关情况、手术大体过程、需要患者配合的方面、患者担心的内容等，及时解除患者的紧张和不安，并给予安抚，使患者以良好的心态迎接手术。

2.手术间及手术器械的管理

（1）备齐手术中所需物品。

（2）注意给患者保暖，室温一般达到22～24℃。

（3）妥善保管患者衣物、鞋及其他物品。

（4）严格控制参观人员人数（每间不得超过4人）。

（5）对手术中的特殊耗材、体内取下的组织，如：皮肤、髂骨、肋骨等组织要妥善保管，随时供手术之用。

（6）控制好老人、小儿患者的输液速度，保持手术中输液的完好率。

（7）严格无菌操作：无菌技术是手术室工作最重要的环节，而美容手术对无菌技术要求很高。因此，在手术操作过程中，应随时观察台上、台下的无菌操作动向，这对手术后的患者康复有重要意义。

（8）手术过程中注意保护患者隐私；手术间应保持清洁、肃静。

第十节　腔镜外科手术护理

1966年被称为内镜之父的Karl Storz与英国物理学家Opkins合作生产出第一套Opkins内镜，开创了硬性内镜的新纪元。在世界上第一例腹腔镜胆囊切除术开展之前，腹腔镜仅仅是作为疾病的诊断手段。随着现代电子技术的发展，腹腔镜已经从以往单纯用于疾病的诊断，发展成为一种先进的、微小创伤的手术技术。

一、腹腔镜手术

腹腔镜的应用范围正在逐步扩大，腹腔镜外 科手术已经从胆囊切除，逐步扩展到胆管切开取石、胃穿孔缝合修补、阑尾切除、疝修补术，妇科疾病的治疗，如卵巢囊肿剥除、盆腔粘连分解、输卵管疏通、子宫肌瘤切除、宫颈息肉切除、泌尿外科的精索静脉曲张结扎、肾切除、肾囊肿开窗等手术。同时还用于一些诊断性的疾病如慢性腹痛、外科急腹症的诊断、肿瘤的诊断与分期、诊断性的活体组织检查等。

二、腹腔镜的设备与器械

目前省人民医院有腹腔镜系统：Olympus、Shing Da、Storz、Wolf、stryker、史赛克、天松等设备。

1.腹腔镜设备

（1）腹腔镜：分为诊断性腹腔镜和手术性腹腔镜，各有不同视角镜可供选择：0度镜、30度镜、70度镜。

（2）内景电视摄像系统：监视器、摄像头、信息转换器。

（3）冷光源系统：主要包括冷光源机和冷光源线。

（4）二氧化碳气腹系统：由气腹机、二氧化碳钢瓶、长硅胶管和弹簧气腹针组成。

（5）单双极多功能高频电刀：功率一般为150～200W，最大输出功率不超过200W。

（6）吸引、冲洗装置。

（7）超生刀。

（8）Ligasure血管闭合系统：是一种新型的腹腔镜手术止血设备。

（9）选配设备：录像机、镜像视频打印机等为选配设备。

2.腹腔镜器械

（1）穿刺器：包括内芯和套管。根据手术中置入手术器械的不同，其外径可以为3～35mm。

（2）气腹针：由钝头、带有弹簧的内芯和锐利的外套针组成。

（3）抓持器械：是腹腔镜手术中最常用的器械。根据器械头端的形状和对组织是否造成损伤可分为有创和无创两类。

（4）手术剪：用于腹腔镜下组织的锐性分离，包括弯分离剪、直分离剪。

（5）止血用器械：包括单极电凝钩、电铲、双极电凝钳、钛夹和钛夹钳、超声刀、血管结扎束。

（6）吸引和冲洗管：用于冲洗腹腔和吸引腹腔内的血液，以暴露手术野。

（7）腹腔镜拉钩。

（8）缝合和结扎器械：包括针持和打结器。

3.消毒方式 器械可采用高压灭菌，不耐高压的用环氧乙烷。

三、手术室腔镜管理制度

1.内窥镜仪器、设备、器械设专人管理。

2.保持室内清洁、空气流通，操作结束后应严格进行清洁与消毒。

3.内镜室工作人员必须具备预防医院内感染的相关知识，包括内窥镜的清洁、消毒或灭菌，使用中消毒剂浓度的监测、记录和保存、个人防护措施等。

4.凡进入人体无菌组织、器官或者经外科切口进入人体无菌腔室的内镜及附件，如腹腔镜、关节镜、脑室镜、膀胱镜、宫腔镜等必须灭菌；凡穿破黏膜的内镜附件，如活检钳、高频电刀等，必须灭菌；凡进入人体消化道、呼吸道等与黏膜接触的内镜，如喉镜、气管镜等必须进行高水平消毒。

5.HbsAg阳性、已知特殊感染患者或疑似患者及急诊患者实行腔镜手术，应使用专用内窥镜或安排在每日手术的最后。

6.内窥镜及附件用后应当立即去污、清洁，清除管腔中的血液、黏液及活检孔和抽吸介L内的残留组织，洗净的内镜应沥干水分后再进行消毒。

7.内镜及附件的清洗、消毒或者灭菌时间应当使用计时器控制。

8.禁止使用非流动水对内镜进行清洗。

9.每日监测使用消毒剂的有效浓度，记录保存；低于有效浓度立即更换。

四、手术室内窥镜器械的清洗消毒灭菌规范

1.使用后立即将内镜各关节打开、拆卸至最小单位，用流动水彻底清洗，除去血液、黏液等残留物质，用毛刷刷洗内镜管腔内表面，毛刷要伸出管腔反复刷洗。

2.擦干镜身，用高压气枪吹干镜腔，将擦干后的内镜置于多酶洗液中浸泡，时间接使用说明要求操作，多酶洗液浸泡后的内镜，用高压水枪或注射器彻底冲洗各管腔。

3.将清洗后的内镜放入超声清洗器清洗5～10min，将内镜取出流动水下彻底清洗并擦干。

4.用高压气枪吹干并擦干镜身，打包进行消毒灭菌。

5.适于压力蒸汽灭菌的内镜或者内镜部件应当采用压力蒸汽灭菌，注意按内镜说明书要求选择温度和时间。

6.环氧乙烷灭菌方法适于各种内镜及附件的灭菌。

7.不能采用压力蒸汽灭菌的内镜及附件可以使用2%碱性戊二醛浸泡10h灭菌。

8.达到消毒要求的内镜如气管镜、支气管镜、喉镜等可用2%碱性戊二醛浸泡20min。

9.用消毒液进行消毒、灭菌时，有轴节的器械应当充分打开轴节，带管腔的器械内应充分注入消毒液。

10.采用化学消毒剂浸泡消毒的硬式内镜，消毒后应当用流动水冲洗干净，再用无菌纱布擦干。

11.采用化学消毒剂浸泡灭菌的硬式内镜，灭菌后应当用无菌水彻底冲洗，再用无菌纱布擦干。

五、手术特点及护理要点

1.镜下手术操作与直视手术操作不仅有深浅巨细的差别，更有视觉、定向和运动协调上的差别。为配合默契，传递手术器械必须达到平面视觉的适应、定向和谐调的适应。因此，在手术中护士应能熟练观看显示屏并能主动快速传递手术所需物品。

2.手术护士应有高度的责任心，能熟练掌握各器械名称、用途、拆洗和安装方法，能排除仪器的常见故障。

3.配合中应注意的方面

（1）冷光源灯泡的亮度可自动调节，使用中注意灯泡的寿命显示。

（2）使用冷光源时，光源机发出的强光可能会引致视网膜受损；接冷光源后电线末端温度会升高，可能会烧伤患者或医护人员，甚至可能烧着手术巾。因此冷光源在使用过程中，主机应放置于通风、散热的台车上，以延长使用寿命。另外，减少光源无效工作时间，也能相应延长灯泡寿命。

（3）使用二氧化碳气腹机前，应注意各接头及高压泵管是否牢固，检查气腹机工作是否正常，若有不安全因素，应修理调试后方可使用。

（4）使用电刀时应注意以下事项：

①负极板要紧贴患者肌肉最丰富、距离手术部位较近处，以缩短安全回路的距离。

②输出功率不得大于200 W，功率调试要由小到大进行。所有电缆、插头、器械绝缘部分要完好，使用时电极不能接触其他金属部分。

③电凝止血效果不佳时，应改为其他止血方法，不得任意延长止血时间。

④作用电极接触组织的面积不可过大，以直径3 mm为宜，整个操作过程必须在视野范围内进行。

4.手术中要爱护器械，使用得当。使用后按程序清洗，以防受潮生锈。

5.手术护士应掌握手术中仪器的使用方法和注意事项，指导医师正确使用，以免在使用过程中因操作不当损坏仪器及器械，影响正常使用。

6.每次使用完毕后应逐一检查仪器性能是否完好，再切断电源，保持仪器的清洁，监视器、录像设备、气腹机、电凝器等在手术完成后擦净仪器上的灰尘，用防尘罩遮盖，妥善保存，防止损坏。

7.中转开腹时，手术护士应将台上的器械及时撤下，换上开腹器械，并与巡回护士清点纱布器械等。撤下的器械不可拿出手术间，以便手术结束时查对。

第九章　急救护理

急救护理是涉及多层面的实践眭很强的学科，是对急诊患者迅速、准确、有效地实施急诊护理措施，为患者进一步全面治疗赢得时间，也为患者的健康打下了基础，同时防止和减少并发症，提高抢救成功率，降低死亡率，因此具有极其重要的意义。

一、一般护理

【护理分诊】

1.分诊护士应是具有一定临床经验、哀伤观念、责任心强的高年资护士，此岗位在短时间内应相对固定。

2.分诊护士听到急救车铃声，应立即出迎患者，并按轻、重、缓、急分科处理，对危重患者护送至诊室或抢救室。

3.及时通知有关医护人员，对患者进行紧急处理及治疗占对成批患者应通知科主任医务处、院领导组织抢救，对烈性传染病、职业病按报告制度要求上报，对交通事故、涉及法律纠纷的患者通知保卫部门和交通队。

4.分诊护士对患者能迅速做出评估

(1)看 精神、神志、表情、步态、体位、肤色与面色。

(2)询病史、接触史、症状和相关症状。

(3)检查患者体温、脉搏、呼吸、血压、瞳孔及常规化验检查，腹部体格检查。

(4)嗅有无异味，饮酒、酮味、脓臭、尿味、药味。

5.做好登记 包括科别、患者姓名、性别、年龄、住址、就诊时间、病历号、初步诊断、转院等。每日总结就诊患者数。

【抢救护理】

1.抢救用物齐全，性能良好，呈备用状态，并有醒目标志，做到四定：定人保管、定量供应、定点放置、定时核对消毒。

2.抢救室要有足够的空间，充足的照明，墙壁上有各种疾病抢救程序示意图。

3.要争分夺S地进行抢救，与医师密切配合，做到迅速、紧张、及时、有序并做好抢救登记及特护记录。

4.严格执行查对制度，所有药物必须经两人核对，执行口头医嘱时，做到三清：听清、问清、看清。并有详细地记录。同时把各种药物的空瓶、输液瓶、输血空袋集中存放，便于查对。

5.加强患者的基础护理和心理护理，主动观察病情，并做好家属的安慰工作，维持秩序。

6.护士做到三熟练：常见病抢救程序、抢救仪器性能及使用方法、抢救药物剂量及作用。

7.抢救完毕及时清理环境，及时补充抢救用物、药品，遇有损坏物品及时维修，贵重仪器要做使用登记。

【急诊观察】

1.护士要热情接待患者，引导至床位，向患者及家属介绍留观制度，留陪住一人。

2.定期巡视，按时测体温、脉搏、呼吸，密切观察病情，发现病情变化及时报告医师。

3.严格执行查对制度，及时正确执行医嘱，对留观20h以上的患者，要做到六掌握：姓名诊断 病情、治疗、主要化验、心理状态.

4.适当隔离，防止交叉感染，保持室内外清洁、整齐、安静。

5.晨晚间护理实行一床一巾湿执法，保持床单位整洁无杂物。

6.保持口腔、皮肤清洁，有预防压力性损伤的措施。指导协助患者家属做好基础护理。

7.做好留观登记、体温单、医嘱单、交班报告、抢救记录。

8.各种抢救仪器、物品、药品，实施“四定”呈备用状态。

二、急诊救护

（一）休克

【急救护理】

1，参照基础护理常规中休克护理一节。

2.各种休克护理

（1）低血容量性休克：①立即静脉输液，首选平衡液，快速输入。②立即行血型、血常规交叉配血检查，必要时遵医嘱快速输血。③控制出血：若外出血，可用压迫止血法；若内出血，尽快确定出血部位，并根据原因及症状紧急处理，需紧急手术者，做好手术前准备。

（2）心源性休克：①迅速检查心功能不全及心搏量减少的原因和程度。②立即行ECC检查，持续心电监护，分析原因并对症处理。③给氧，镇静，镇痛。④按医嘱静脉给强心药，血管活性药，利尿剂。⑤机械性辅助治疗。⑥心脏压塞者应立即配合进行心包穿刺术.

（3）感染性休克：①及时收集血、尿、痰、脓、脑脊液等标本。②对不同感染的患者按医嘱给予抗生素。③扩容疗法血管活性药物和肾上腺皮质激素的应用。④控制体温，可用解热镇痛药或物理降温法。⑤检查凝血系统，防止DIC及其并发症。

（4）过敏性休克：①遵医嘱立即肌注肾上腺素1mg，观察呼吸道有无水肿并及时处理。②立即停用、清除过敏原。③补充血容量，遵医嘱应用晶体液、多巴胺、间羟胺等药物升血压。④畅通呼吸道，有支气管痉挛，遵医嘱给予氨茶碱。⑤遵医嘱给予抗组胺和皮质激素类药物。

（5）神经源性休克：①治疗原发病和去除诱因。②止痛治疗。③扩容治疗：补充液体，遵医嘱应用血管活性药物等。

（二）中毒

【急救护理】

1.彻底清除体表毒物 立即脱去被毒物污染的衣物，用肥皂水或大量清水反复清洗体表、毛发、皮肤皱褶、甲缝，水温微温为宜，禁用热水。眼内毒物迅速用清水或生理盐水冲洗，（碱性毒物用3%硼酸液，酸性毒物用2%碳酸氢钠溶液冲洗）再用0.25%氯霉素眼药水、金霉素眼膏加以保护，防止继发感染。

2.清除胃肠道内的毒物 应尽早使用催吐、洗胃、导泻等方法清除胃肠道内的毒轸减少毒物的吸收，反复彻底洗胃时注意胃液浓度。腐蚀性毒物禁止洗胃。洗胃的过程中应注意口腔黏膜的变化。

3.留取标本做毒物鉴定 留取呕吐物、洗胃液标本及时送检，尽早做好毒物鉴定。

4.开放静脉通路 保证输液及抢救用药的畅通。

5.保持呼吸道通畅 及时清除分泌物，给予氧气吸入，呼吸抑制者给予呼吸兴奋药。患者呼吸、心跳停止，应立即行心肺脑复苏术。注意监测呼吸，血压，脉搏，瞳孔，心率、规律，尿量等，并做好特护记录。

6.解毒剂的应用 根据中毒药物的不同，遵医嘱给予特异性解毒药治疗。

7.促进已吸收毒物排出 应用输液、利尿、透析等方法促进体内已吸收毒物的排出。

8.观察症状 呼吸、脉搏、血压、瞳孔变化。定期查生化、血气分析、血钾、钠。详细观察记录中心静脉压及出入量等。对意识障碍患者做好皮肤护理。

9.吸入性中毒 保持呼吸道通畅，给予氧气吸入或高压氧治疗。

10.心理护理 安慰体贴患者，给予同情、理解，增加患者自信心，使其认识到自身的价值，减少其绝望感。

（三）急腹症

【急救护理】

1.解除焦虑和恐惧 尽快安排患者就诊，病情危重的患者，须立即通知医师优先就诊并协助急救治疗。

2.解除腹痛、腹胀等症状

（1）卧床休息 协助采取舒适的卧位、一般采用半卧位，休克患者取休克位。

（2）胃肠减压及留置尿管的护理 明显腹胀和病情严重的患者使用胃肠减压，以减轻腹痛和腹胀，但须保持有效引流。留置尿管患者，需准确记录24h尿量。

（3）用药护理 遵医嘱给予解痉药镇痛剂和抗生素。

3.严密观察病情变化

（1）定时测生命体征，观察有无脱水、休克表现、腹痛症状有无改变。

（2）动态观察实验室检查结果发现变化及时通知医师。

4.术前准备 查血型、血常规、交叉配血、备皮、导尿、下鼻饲及X线、B超检查，做皮肤过敏试验以备紧急手术时需要。更换手术衣，通知手术室做好准备。

（四）中暑

【急救护理】

1.迅速脱离高温环境，将患者置于阴凉通风处，平卧休息，松解或脱去衣服，冷水擦拭皮肤，以利散热。

2.先兆及轻症中暑者给予清凉的含盐饮料口服，酌情输入糖盐。

3.迅速降温，物理降温配合药物，降温过程注意血压、心率变化。监测肛温变化，如降至38℃左右，应暂停降温。

4.严密观察生命体征、神志 皮肤颜色、温度、湿度、尿量。

5.重度中暑患者，持续高流量给氧，维持呼吸道通畅，开放静脉。

6.出现肌肉痉挛者遵医嘱缓慢静脉推注10%葡萄糖酸钙10～20mL。

7.日射病者头部给予冰袋/冷水湿敷。

8.纠正休克，纠正水，电解质和酸碱平衡失常.遵医嘱补充糖、氨基酸、电解质等。

9.中暑的患者多烦躁不安，以稳定情绪为主。

（五）淹溺

【急救护理】

1.立即清理呼吸道，清除呼吸道内的淤泥，杂草和分泌物，将舌拉出，松解衣领，腰带，畅通呼吸道。心跳、呼吸未停止者，迅速倒水，动作要敏捷。

2.呼吸、心跳停止者，立即行心肺脑复苏术，气管插管，排除气管内水及分泌物，同时人工呼吸，心脏按压，监测心电变化。

3.注意患者身体保温.

4.开放静脉通路，淡水淹溺而血液稀释者，遵医嘱给予3% NaCl 500－1000mL静脉输入；海水淹溺者应注意纠正血液浓缩及血容量不足，遵医嘱给予5%葡萄糖溶液，血浆或低分子葡萄糖酐40。

5.测定中心静脉压和动脉血气分析，及时配合医师纠正低氧血症和酸中毒，必要时应用人工呼吸机辅助呼吸。

6.留置尿管，监测尿量。

7.做胃肠减压，吸出胃内容物。

8.积极处理其他合并伤，预防和控制感染的发生。

9.积极预防和治疗并发症：肺炎、肺水肿、脑水肿、急性肾功能衰竭等。

10.加强患者的心理护理，缓解患者紧张、恐惧的心理。

（六）电击伤

【急救护理】

1.立即切断电源，使触电者脱离电源。

2.呼吸 心跳停止者现场进行心肺复苏术。

3.保持呼吸通畅，正压给氧，建立静脉通路，保持静脉通路通畅。

4.密切观察生命体征、神志、瞳孔的变化。

5.持续心电监护，监护心肌损害和心律失常的情况。

6.留置导尿，准确记录出入量。

7.处理局部伤口，保护创面，预防感染，合理使用抗生素，注射TAT。

8.有骨折脱位的及时固定。

9.积极防治并发症，休克、脑水肿、肾功能不全、电解质失衡。

10.心理护理 电击伤后会给患者心理上带来极大的恐惧感，因此应抚慰患者，减少心理恐惧，使患者能积极配合治疗。

（七）烧伤

【急救护理】

1.小面积烧伤患者，创面进行简单清创后，根据创面情况采取不同的处理方法，同时常规应用TAT，抗生素，有休克征象的患者，予以静脉输液。

2.严重烧伤患者的处理

（1）去除致伤因素。

（2）建立静脉通路，实施液体复苏治疗。

（3）镇静、止痛。

（4）积极处理并发症，如休克、感染、MODS、应激性溃疡、水电解质及酸碱平衡紊乱。

（5）保护创面，送手术室处理伤口。

（6）监护指标：①尿量达到50～70mL/h。②意识清楚，安静合作。③脉搏稍快但清晰有力100～120次/分。④周围循环良好，收缩压大于90mmHg。⑤呼吸平稳通畅，皮肤黏膜无发绀。⑥口渴得到改善。⑦血流动力学指标的监测。

3.如有重度吸入性损伤，应尽快行气管插管或气管切开术，保持气道通畅。

4.留置导尿，保证尿管的通畅和无菌，准确统计液体的出入量。

5.注射TAT，遵医嘱合理使用抗生素。

6.严密观察病情变化及生命体征变化。

7.给予患者更多的关怀、安慰、鼓励、劝导，并根据存在的心理异常予以处理，使患者健康地回归社会。

（八）一般损伤

【急救护理】

1.一般处理

（1）取半卧位，患肢抬高；受伤的局部应适当制动，特别是骨折、神经损伤、肌腱损伤等。

（2）遵医嘱注射TAT，应用抗生素。

（3）镇静镇痛治疗。

（4）有恐惧、焦虑等表现，给予心理护理。

2.闭合性损伤的护理

（1）小范围软组织挫伤后早期可局部冷敷。

（2）骨折和脱位：配合医师进行复位、固定，嘱咐患者患肢应注意制动。

（3）头部损伤：头皮血肿可加压包扎，脑挫伤遵医嘱应用脱水剂，头部物理降温。

3.开放性损伤的护理

（1）清洁的伤口：配合医师进行缝合，注意无菌操作；如有异物存留者，先取出异物，再进行清创缝合。

（2）污染的伤口：彻底清创，当即缝合或延期缝合。

（3）感染伤口：伤口应经过换药，逐渐达到二期愈合。

（九）多发伤

【急救护理】

1.呼吸道管理

及时清理呼吸道梗阻物，必要时气管插管或气管切开，应用呼吸机辅助呼吸。有自主呼吸可给鼻导管或面罩给氧，及时做血气分析。

2.心肺脑复苏

患者一旦呼吸心跳停止，立即行心肺脑复苏。如多发肋骨骨折、血气胸、心脏压塞、心肌破裂，做好胸内心脏按压准备。

3，迅速建立和保持两条以上静脉通路

可行深静脉穿刺置管术。补充有效循环血量，测定中心静脉压。取血标本做输血前的各项检查及交叉配血。输液首选平衡液或输全血。

4.控制出血

明显活动性出血的患者，应立即协助医师钳夹止血，还可采取加压包扎钉止血带结扎控制出血。抬高患肢，内脏器官损伤引起的大出血，应在抗休克的同时立即做好手术前准备，以便进行紧急手术。

5.留置导尿用于采取尿标本、记尿量、观察有无泌尿系统损伤、观察循环灌注情况和有无肾功能损害等。

6.心理护理

无论伤情轻重，都需要给予患者和家属心理上的支持。突发的意外创伤使患者有焦虑、恐惧及对生存的期盼，应与患者及时交流，减轻患者心理上的痛苦。

7.各器官损伤的急救护理

(1)颅脑损伤：立即遵医嘱给药。颅内血肿要迅速做好术前准备，如割皮、配血、查二型、更衣等。出现脑疝，给予静脉快速输入20%甘露醇。对颅内有金属异物的不能立即拔除。

(2)胸部损伤：血气胸应尽快配合医师放置胸腔闭式引流，必要时行开胸术，对有异常呼吸的患者，用棉垫加压固定：张力性气胸应迅速在锁骨中线第二肋间行粗针头穿刺后加压包扎压。开放气胸应立即用无菌塑料闭合胸壁创面。②对疑有心脏创伤的患者，要给予心电监护、吸氧，如出现心脏压塞三联征，应迅速配合医师施行剑突下心包穿刺或就地行开胸术。

(3)腹部内脏损伤：①配合医师行腹腔穿刺、床边B超、腹部CT。②准备行剖腹探查术的患者，积极做好术前准备，如下胃管 留置导尿、隔皮、更衣等。③氧气吸入，保持呼吸道通畅。④腹部有开放性伤口，局部做清创处理，以无菌敷料覆盖，严禁脱出的内脏还纩腹腔，可用大块敷料覆盖。

骨与关节损伤：①妥善处理伤口：包括伤口的迅速止血及包扎。②妥善固定：骨伤或可疑骨折的患者，用夹板等固定，以减轻疼痛，防止再损伤，便于搬运。③术前准备：需要手术复位者，及时做好术前准备。④留置导尿：骨盆骨折常合并有直肠、膀胱、尿道的损伤，应先插尿管检查尿液，优先处理并发症。

第十章　急诊科疾病护理

第一节　急性左心衰的护理

一、患者取坐位，双腿下垂，减少静脉回流。

二、吸氧：湿化瓶内加50%酒精或其他制剂，降低肺泡泡沫表面的张力，使泡沫破裂液化，以利呼吸道通畅。

三、测血压、脉搏、呼吸，做心电图，按常规进行心电监测。

四、严重气急、烦躁不安者，遵医嘱使用吗啡。

五、遵医嘱使用快速利尿剂，并观察利尿剂效果，记录24h出入液量。

六、使用洋地黄者要注意观察病情及毒性反应，如厌食、恶心、呕吐、腹泻和各种心律失常等，如有上述反应，立即报告医生，立即停药或减量。

七、心理护理

以高质量的护理取得患者的信任，做好患者和家属的安慰和解释工作，给患者以心理支持，以利于早日康复。

八、健康教育

向患者及其家属讲解疾病的相关知识、治疗护理要点及相关注意事项及自我保健常识。

第二节　呼吸衰竭护理

一、严密观察病情变化，注意神志、呼吸、心率、血压的变化。按常规进行心电监测。

二、持续低流量吸氧，吸氧浓度1～2升/min，可减轻对呼吸的抑制，有效地改善缺氧状况。

三、保持呼吸道通畅

使头偏向一侧，协助患者翻身拍背，促进痰液排出，并备好吸痰器。

四、慎用镇静剂，如病情需要则应密切观察呼吸的深度、频率、节律、次数，发现异常及时报告。

五、人工呼吸机的使用。

六、做好重病护理记录。

七、心理护理与健康教育

注意与患者及其家属的沟通，及时解释和说明病情，缓解患者及其家属的紧张和焦虑情绪，使其以愉快的心态配合治疗和护理。向患者及其家属讲解疾病的相关知识、治疗护理要点及相关注意事项等。

第三节　休克护理

一、取仰卧中凹位，心源性休克者酌情半卧位。

二、注意保暖。

三、给予氧气吸入，保持呼吸道通畅。

四、严密观察神志、瞳孔、体温、脉搏、呼吸、血压的变化，做好重症护理记录，按常规进行心电监测。

五、开放静脉通道1～2条，必要时可采用中心静脉置管输液。并遵医嘱给药。

六、严密观察病情变化，准确记录24h出入液量，严重休克者应留置尿管。

七、心理护理与健康教育

注意与患者及其家属的沟通，及时解释和说明病情，缓解患者及其家属的紧张和焦虑情绪，使其以愉快的心态配合治疗和护理。向患者及其家属说明疾病相关知识、治疗护理要点及相关注意事项等。

第四节　急性有机磷中毒护理

一、患者安置

迅速安置患者于抢救室内，脱去污染衣物，注意保暖，污染的皮肤用肥皂水彻底清洗，眼部污染用2%碳酸氢钠溶液冲洗，防止毒物持续吸收，同时立即通知医生。

二、呼吸管理

患者头偏向一侧，及时清除和吸引呼吸道的分泌物和呕吐物，以保持呼吸道通畅。给予氧气吸入。若呼吸困难、微弱或停止，应立即行气管插管。

三、立即洗胃

洗胃要求及时洗、反复洗、彻底洗，可用生理盐水、温开水或2%～4%碳酸氢钠溶液（温度25～38℃为宜）每次300～500mL，反复清洗。若敌百虫中毒禁用碳酸氢钠溶液洗胃，以免变成毒性更强的敌敌畏。洗胃的时间和灌洗的量不受限制，直至清亮无味为止。

四、立即开放静脉通道，遵医嘱迅速使用阿托品（或长托宁）和解磷定，应与洗胃同时进行。

五、密切观察呼吸、脉搏、瞳孔的变化，要警惕阿托品过量引起阿托品中毒。症状如：面色潮红，脉率超过120次/min，瞳孔散大，皮肤干燥，烦躁不安。一旦出现上述情况立即报告医生。体温升高时，应行降温处理。

六、心理护理与健康教育

注意与患者及其家属的沟通，及时解释和说明病情，缓解患者及其家属的紧张和焦虑情绪，使其以愉快的心态配合治疗和护理。向患者及其家属讲解疾病的相关知识、治疗护理要点及相关注意事项等。

第五节　一氧化碳中毒护理

一、迅速将患者搬离中毒环境，移至空气流通处，松开衣带领口，注意保暖。

二、高流量氧气吸入，保持呼吸道通畅。清除口、鼻、咽部分泌物，若出现呼吸抑制及时行气管插管。

三、严密观察病情变化，特别是瞳孔、呼吸、血压及脉搏的变化，发现问题及时通知医生进行处理。

四、及时送高压氧舱进行治疗。

五、做好健康教育

本病预防最重要，应反复进行宣传教育。

六、心理护理与健康教育

注意与患者及其家属的沟通，及时解释和说明病情，缓解患者及其家属的紧张和焦虑情绪，使其以愉快的心态配合治疗和护理。向患者及其家属讲解疾病的相关知识、治疗护理要点及相关注意事项等。

第六节　急性心肌梗死护理

一、绝对卧床休息，保持安静，立即高流量吸氧。

二、测血压、脉搏，建立静脉通道，并做好重症护理记录。

三、做心电图检查，按常规进行心电监护。

四、止痛：遵医嘱给予杜冷丁，并做好必要的生化检查。

五、密切观察患者的心律变化，如发现室性期前收缩、窦性心动过缓、房室传导阻滞等心律失常，立即通知医生，并备好胺碘酮、阿托品等药物。

六、保持大便通畅，必要时服止泻药。

七、心理护理与健康教育

注意与患者及其家属的沟通，及时解释和说明病情，缓解患者及其家属的紧张和焦虑情绪，使其以愉快的心态配合治疗和护理。向患者及其家属讲解疾病相关知识、治疗护理要点及相关注意事项等。

第七节　脑出血护理

一、保持呼吸道通畅：使患者头偏向一侧，及时吸引呼吸道分泌物及呕吐物，困难者给予氧气吸入，必要时行气管切开。

二、密切观察并记录患者的神志、瞳孔、体温、脉搏、呼吸、血压的变化，以及排泄物、呕吐物的颜色，次数及量，及时发现颅高压、脑水肿并及时与医生联系。

三、注意皮肤的清洁，定时翻身、按摩，防止压力性损伤发生。

四、加强口腔护理，预防口腔并发症。

五、昏迷患者应行鼻饲，以维持机体所需要的热量与营养，增加抵抗力。

六、心理护理与健康教育

注意与患者及其家属的沟通，及时解释和说明病情，缓解患者及其家属的紧张和焦虑情绪，使其以愉快的心态配合治疗和护理。向患者及其家属讲解疾病的相关知识、治疗护理要点及相关注意事项等。

第八节　镇静安眠药中毒的护理

一、洗胃

根据病情给予口服洗胃或插胃管洗胃。

二、病情观察

定时测量生命体征，观察意识状态、瞳孔大小、对光反射、角膜反射，若瞳孔散大、血压下降、呼吸变浅或不规则，应及时报告医生，及时处理。

三、保持呼吸道通畅，头偏向一侧，吸净呼吸道分泌物。必要时仃气管插管或气管切开。

四、氧气吸入。

五、心理护理，不宜让患者单独留在病房，防止再度自杀。

六、心理护理与健康教育

注意与患者及其家属的沟通，及时解释和说明病情，缓解患者及其家属的紧张和焦虑情绪，使其以愉快的心态配合治疗和护理。向患者及其家属讲解疾病的相关知识、治疗护理要点及相关注意事项等。

第九节　危重患者护理

一、根据患者病情取相应的体位。

二、头偏向一侧，保持呼吸道通畅。给予氧气吸入。

三、建立留置针静脉通道（1～2条），并保持输液通畅。

四、立即通知相关专业的医生进行诊疗。

五、严格遵守“三查七对”制度，准确执行各项医嘱。

六、常规导尿，并保持尿管通畅。

七、加强巡视，密切观察生命体征及病情变化，发现异常，及时报告，及时处理。

八、建立危重患者护理记录单，及时、准确、规范地做好各项护理记录。

九、加强基础护理，预防并发症的发生。

十、心理护理与健康教育

注意与患者及其家属的沟通，及时解释和说明病情，缓解患者及其家属的紧张和焦虑情绪，使其以愉快的心态配合治疗和护理。向患者及其家属讲解疾病的相关知识、治疗护理要点及相关注意事项等。

第十节　心脏、呼吸骤停护理

一、根据患者突然发生意识丧失及大动脉搏动消失，或根据心电图示波器上显示出心搏骤停的心律表现，确定患者发生了心搏骤停后，应立即呼唤其他医务人员，同时即刻开放气道，实施人工呼吸和心脏按压。

二、迅速建立静脉通道，至少开放两条静脉，遵医嘱给予复苏药物。

三、立即气管插管，呼吸机辅助呼吸。

四、使用“心肺复苏机”行胸外心脏按压。

五、执行口头医嘱应复述一遍，查对无误后方可应用。药物随用随记。

六、按常规进行心电监测，并随时记录患者的意识状态、心率、心律、血压、呼吸、脉搏、出入液量、血气分析结果等。

七、头置冰帽或冰袋，以保护脑组织。

八、向患者家属交代病情，讲解抢救措施实施的目的并听取他们的意见。

九、如患者意识恢复，要给予情感支持和心理护理，避免因焦虑、恐惧而加重病情。

第十一章　妇产科疾病护理

第一节　妇产科疾病护理

（一）妇科疾病护理

【术前护理】

1.讲解有关疾病的知识、术前的注意事项，床上使用便器等，提供适合于患者所需的指导。

2.术前一天完成沐浴、更衣等个人卫生，行手术区域皮肤准备，并注意脐部的清洁。

3.术前一日行肠道准备，给予口服泻药、必要时遵医嘱给予灌肠。

4.遵医嘱给予阴道上药，术日给予阴道灌洗。

5.手术当日遵医嘱导尿。

6.指导患者进食高蛋白、高热量、高维生素等饮食，手术前一天晚10：00以后开始禁食，24：00后禁水，直至术晨。

7.保证充足的睡眠，手术前一日晚遵医嘱给予镇静剂。

8.保持室内空气清新，定时通风，手术当日铺好麻醉床，准备好吸氧、输液等装置。

9.术晨取下义齿、贵重物品交家属。

10.给予心理支持，减少患者紧张，焦虑情绪。

【术后护理】

1.根据麻醉方式的不同，应采取不同的卧位：全麻患者清醒前，应取去枕平卧位，头偏向一侧，及时清理呕吐及呼吸道分泌物，防止坠床。硬膜外麻醉患者去枕平卧6h后置枕，呕吐时头偏向一侧。

2.监测生命体征，阴道出血及腹部切口有无渗血，并记录，发现异常及时通知医师处理。

3.固定尿管及引流管，观察其颜色和量并保持通畅。

4.排气前避免进食糖、产气食品：少量多餐半流食可促进肠蠕动，排气后可进普食。

5.切口疼痛遵医嘱给予镇痛剂。

6.术后康复知识、鼓励患者勤翻身，早下地活动，防止术后并发症。

（二）子宫肌瘤

【术前护理】

1.妇科腹部手术术前护理。

2.阴道出血多者，观察阴道出血量，保留会阴垫，注意外阴清洁卫生。

3.浆膜下肌瘤的患者观察腹痛的部位、程度、性质，如出现剧烈腹痛，并立即通知医师做好手术准备。

【术后护理】

1.妇科腹部手术术后护理

2.保留尿管48h，遵医嘱会阴擦洗。

3.讲解疾病相关知识，树立战胜疾病的信心。

（三）卵巢囊肿

【术前护理】

1.妇科腹部手术术前护理。

2.观察腹痛的部位、性质、持续时间。

3.监测患者的生命体征，及时发现感染征兆。

4.每3～6个月检查一次，观察肿瘤变化。

【术后护理】

按妇科腹部手术术后护理。

（四）宫颈癌

【术前护理】

1.菜花型宫颈癌应注意防止发生阴道大出血，出血时应立即协助医师用纱条填塞止血。

2.保持外阴清洁，每天冲洗外阴。

3.晚期患者出现下肢、腹股沟、股及骶部疼痛和膀胱刺激征时，遵医嘱给予对症处理。

4.观察患者的生命体征及一般状况。

5.遵医嘱记录出入量、补液；高热时物理降温，预防并发症的发生。

6.按妇科腹部手术护理常规。

【术后护理】

1.保持引流通畅，观察引流液量、性质。

2.留置尿管期间保持通畅，外阴清洁指导膀胱功能恢复练习。

3.按妇科腹部手术护理常规。

（五）子宫内膜癌

【术前护理】

1.保持外阴清洁，晚期患者合并感染时，可能出现大量脓性或脓血性阴道排液，每天清洗外阴。

2.对症处理下肢、腰骶部疼痛和下腹胀痛及痉挛性子宫收缩。

3.遵医嘱给予物理降温，必要时给予静脉输液、输血治疗。

4.陪同术前常规护理。

【术后护理】

1.每日擦洗会阴一次，及时更换会阴垫，保持阴部清洁。

2.与家属联系给患者更多的爱和关怀，鼓励患者树立战胜疾病的信心。

3.观察引流液的性状及量。

4.按妇科腹部手术护理常规；化疗按化疗护理常规。

（六）盆腔炎

【症状护理】

1.测量体温 脉搏。体温过高者遵医嘱适当处理。2，卧床休息取半卧位，有利于炎症局限。

3.遵医嘱准确给予抗生素。

4，观察患者疼痛有无加重，如突然腹痛加重、拒按，通知医师，确定是否脓肿破裂。

5.进食高蛋白、高热量、易消化食物。

6.腹泻时按溃疡性结肠炎中腹泻护理。

【一般护理】

1.进食高蛋白、高维生素饮食，以增强抵抗力。

2.保持经期卫生，节制性生活，以防反复感染。

3.适当参加体育锻炼，增强体质。

4.出汗后要及时更换衣服，注意保暖，防止感冒。

（七）异位妊娠

【术前护理】

1.绝对卧床休息，协助完成日常生活，减少活动。

2.观察生命体征和病情变化，如腹痛突然加重，脸色苍白、脉搏加快等，应立即通知医师，做好抢救准备。

3.保持大便通畅，避免增加腹压。

4.阴道排出物，送病理检查。

5.手术治疗护理同妇科腹部手术护理常规。

【术后护理】

按妇科腹部手术护理。

（八）阴道手术

【术前护理】

1.每日用规定消毒液冲洗或擦洗阴道及脱出的子宫部分。如宫颈有糜烂面可遵医嘱用药。

2.胃肠准备

（1）给无渣半流，高热流食1～2天，术前一日禁食。

（2）遵医嘱口服肠道抗生素。

（3）前一日上午遵医嘱口服全消化道洗肠剂，术前晚及术日晨肥皂水各洗肠一次。

3.按手术要求做好皮肤准备。

4.其他妇科腹部手术准备。

【术后护理】

了解术中麻醉方式、效果、手术范围及出血情况、尿量和用药等情况。

2.给高热量、高蛋白的无渣饮食。

3. 留置尿管期间，注意尿的颜色和量，每日用碘液擦洗尿道口及会阴。

4.伤口疼痛遵医嘱给予镇痛剂。

5.保持外阴清洁，大便后清洁会阴。

6.其他妇科腹部手术护理。

（九）葡萄胎

【术前护理】

1.增强患者信心，以解除顾虑和恐惧。

2.卧床休息，观察腹痛及出血量。检查阴道排出物内有无水泡状组织并保留纸垫。

3.观察血压、脉搏、呼吸和水肿情况，每日查尿蛋白。

4.合并妊娠高血压综合征者参照妊娠高血压综合征护理。

5.常规进行术前准备，开放静脉，嘱患者排空膀胱后进行会阴阴道冲洗。良好宫缩剂及其他抢救药品和物品。

【术后护理】

1.绝对卧床休息2h，观察子宫收缩和出血量。

2.保持外阴清洁，勤更换会阴垫。

3.遵医嘱定期抽血做血绒毛膜促性腺激素（HCC）试验。

第二节　产科疾病护理

（一）一般护理

【分娩前护理】

1.遵医嘱做好各项化验检查及胎心监护。

2.嘱孕妇尽量左侧卧位，注意休息。

3.指导孕妇进行营养丰富的饮食，富含高热量、高蛋白、高维生素，含铁、钙、纤维素，多吃新鲜水果及蔬菜。

4.观察生命体征及产程进展，发现异常及时报告医师。

5.保持室内空气清新，定时通风换气，温湿度适宜。

6.剖宫产妇科腹部手术术前护理。

7.孕36周以上如乳头扁平或凹陷应指导孕妇做乳头十字操或牵拉乳头。

8.教会患者自数胎动，如有胎动过少或过多及时报告医师。

9.讲解分娩配合、产褥期保健及母乳喂养知识。

10.给予心理支持，避免产妇的紧张，焦虑情绪。

【分娩后护理】

1.了解分娩过程，并协助产妇卧床休息。

2.观察子宫复旧及阴道出血情况，如有异常及时报告医师。

3.每日监测体温、脉搏、呼吸。

4.协助产妇多喝水，4~6h协助排尿，必要时遵医嘱导尿。

5.嘱产妇早期下床活动。

6.室温宜22~20℃，相对湿度50%~70%，空气新鲜，定时通风，每日2次，每次30min。

7.每日会阴冲洗，保持外阴清洁。

8.侧切伤口的产妇嘱其向健侧卧位。

9.观察侧切伤口愈合情况，如异常报告医师。

10.观察疼痛性质，可遵医嘱服止痛药。

11.剖宫产妇科手术术后护理。

（二）妊娠高血压综合征

【症状护理】

1.观察并记录病情变化，了解患者自觉症状。

2.对重度妊高征患者应准备好抢救物品。

3.遵医嘱给予解痉、降压、镇静药，并注意观察副反应及疗效。

4.嘱患者抬高下肢，并注意皮肤的护理。

5.遵医嘱给予低流量吸氧。

6.抽搐患者需专人护理，做好特护记录，详细记录病情变化、检查结果及治疗经过。

7.保持呼吸道通畅，将患者头偏向一侧。

8.观察腹痛性质，记录宫底高度及胎心变化。

9.在分娩过程中及产后48h内仍可能发生子痫，应继续观察和护理。

10.如需剖宫产术按妇科腹部手术护理常规。

【一般护理】

保持病室安静，避免各种刺激。

助患者生活护理，将日常生活用品及呼叫器放置方便处，满足患者需要。

3.床边加床挡，防止受伤。

4.指导摄取足够的蛋白质饮食，水肿严重时适当限制食盐。

（三）妊娠晚期出血

【症状护理】

1.阴道出血者，监测生命体征，并观察精神状态。

2.记录阴道出血量、性质。

3.严密观察病情变化，及时发现并发症，并做出相应处理。

4.观察宫缩强度，宫底高度，宫底压痛，遵医嘱给予宫缩抑制剂。

5.遵医嘱给促进胎盘成熟药。

【一般护理】

1.绝对卧床休息，避免各种刺激，以减少出血机会。

2.提供心理支持，减少恐惧感。

3.预防产后出血和感染，必要时遵医嘱用抗生素。

（四）胎膜早破

【症状护理】

1.确定破水后立即嘱孕妇卧床，听胎心。

2.记录胎膜破裂时间，观察羊水性质、量、颜色、气味。

3.监测宫缩及胎心，注意有无胎儿宫内窘迫或脐带脱出情况的出现。

4.禁止灌肠。

【一般护理】

测生命体征、白细胞计数、分类，及早发现感染征象。

2.保持外阴清洁，未分娩者遵医嘱每天擦洗会阴部两次。

3.孕周小或胎头高浮者嘱绝对卧床休息，取头低脚高位，以防脐带脱垂。

4.给予心理支持，安抚孕妇紧张，恐惧心理。

（五）产后出血

【症状护理】

1.严格计算出血量，警惕弥散性血管内凝血发生，注意阴道出血有无血凝块及残留物，留勿h会阴垫。

2.观察生命体征，做好特护记录。

3.开放静脉，遵医嘱输液、输血给予止血药，宫缩素及抗生素。

4.按摩子宫，检查宫底是否上升，子宫体积是否增大。

5.在产妇活动耐力增加后，协助下床活动。

【一般护理】

1.医嘱给予低流量吸氧。

2.注意保暖。

3.鼓励产妇进食营养丰富易消化饮食，多进富含铁，蛋白质，维生素的食物，注意少食多餐。

4.做好心理护理，尽量避免焦虑、恐惧、紧张等不良情绪的产生，帮助照顾好婴儿。

5.产妇一般情况好转后，可母乳喂养。

第十二章 社区护理与管理

第一节 高血压患者的社区护理与管理

高血压（hypertension）是以体循环动脉血压增高（收缩压≥140mmHg和/或舒张压≥90mmHg）为主要临床表现的心血管综合征。分为原发性高血压和继发性高血压两类。其中原发性高血压（primary/essential hypertension）简称高血压，以血压升高为主要临床表现）其病因尚未明确，占所有高血压患者的90%以上）是社区居民中最常见的高血压类型；继发性高血压（secondary hypertension）又称症状性高血压，常见病因为肾脏疾病、内分泌疾病以及神经性疾病等。在世界许多国家）高血压都是造成残疾和死亡的主要原因之一，且随着经济、生活水平的不断改善）发病率逐年增长）严重危害社区居民的健康。作为危害社区人群健康最严重的疾病之一）高血压被列为我国社区慢性病预防和管理的重点疾病。

（一）高血压的流行病学特点

1.患病率逐年升高 在过去的多次高血压流行病学调查显示，我国成人高血压患病率总体呈上升趋势。《中国居民营养与慢性病状况报告（2020年）》显示）全国18岁以上居民高血压患病率为27.5%，高于2015年发布的结果。

2.致残率和病死率高 高血压是心血管病最重要的危险因素）而心血管病死亡占我国城乡居民总死亡原因的首位。中国7个城市脑卒中预防研究表明血压水平与脑卒中发生密切相关，收缩压每升高10mmHg，脑卒中危险就增加25%。同时，血压升高也是中国人群冠心病发病的危险因素，血压急剧升高可诱发急性心肌梗死。有高血压史者的心力衰竭危险比无高血压史者高6倍。

3.知晓率、治疗率和控制率偏低 高血压知晓率、治疗率和控制率（以下简称“三率”）是高血压流行病学和防治研究的重要参数。《中国心血管病健康和疾病报告2019》显示）我国高血压知晓率从1991年的27%升至2015年的51.6%，同期治疗率从12.0%升至45.8%）控制率从3.0%升至16.8%。而美国在2000年的调查显示）居民高血压病的三率分别达70%、59%和34%）显著高于我国的水平。随着我国高血压患病率逐年升高，虽然知晓率、治疗率和控制率呈上升趋势）但依旧处于较低水平）这势必引起我国高血压患者发生心脑血管疾病的比例增加。

（二）高血压的危险因素

1.不可改变因素　遗传、年龄和性别是高血压病不可改变的危险因素。高血压的发病以多基因遗传为主）有较明显的家庭聚集性）60%的高血压患者可询问到有高血压家族史。父母均患有高血压的子女发病率高达46%）父母中一人患高血压子女的发病率为28%）父母血压正常，子女的发病率仅为3%。高血压发病的危险度随年龄增长而升高，且男性发病率高于女性）但60岁以后性别差异缩小。

2.可改变的危险因素　环境因素主要是指不良生活方式，包括体重、饮食、吸烟、活动是高血压可改变的危险因素。

（1）体重超重和肥胖：超重和肥胖（特别是腹型肥胖）是血压升高的重要危险因素，同时也是其他多种慢性病的独立危险因素。我国24万成人数据的汇总分析显示，体重指数（BMI）≥24kg/m2者的高血压患病率是BMI＜24kg/m2者的2.5倍）BMI≥28kg/m2者的高血压患病率是BMI=24kg/m2者的3.3倍。男性腰围达到或超过85 cm）女性腰围达到或超过80 cm）其高血压患病率是腰围正常者的2.3倍。由此可见）肥胖与高血压发生的关系密切。而我国超重和肥胖的患病率也呈现快速增长趋势。《中国居民营养与慢性病状况报告（2020年）》显示）居民超重肥胖问题不断凸显）我国18岁及以上成年人超重率为34.3%）肥胖率为16.4%）与美英等多个发达国家接近。因此，在加强对高血压控制的同时，也应强化对超重和肥胖者的管理）减轻体重）减少高血压发病的概率。

（2）高钠低钾膳食：人群中）钠盐的摄入量与血压水平和高血压患病率呈正相关）而钾盐摄入量与血压成负相关。膳食钠/钾比值与血压的相关性甚至更强。人群平均每人每天摄入食盐增加2g，收缩压和舒张压分别升高2.0 mmHg和1.2 mmHg。而保持足量的钾盐摄入可使血压降低，也可以降低心血管疾病的发病率和死亡率。我国大部分地区，人均每天钠盐摄入量为12～15g。

（3）饮酒：长期过量饮酒是高血压的重要危险因素之一。北京、广州两地的纵向研究表明，男性持续饮酒者比不饮酒者4年内发生高血压的危险性增高40%。我国10

组人群前瞻性研究显示饮酒量与高血压发病率呈显著正相关）饮白酒每日增加100g）高血压发病的相对危险性增高19%~26%。另有报道）若每日饮酒两次或两次以上）可使收缩压上升1mmHg。

（4）吸烟：是公认的心脑血管疾病发生的重要危险因素。香烟中的尼古丁可使血压一过性升高。吸烟也会导致服药后降压效果不好，增加降压药物的剂量。

（5）活动：缺少体力活动是造成超重/肥胖的重要原因之一。它可增加高血压患者心血管病发生危险。

（6）社会心理因素：美国一项研究指出）持续暴露抑郁压力紧张者与从未暴露者相比）增加收缩压1.8mmHg和舒张1.5mmHg）这种影响在男性中较明显。此外，社会经济地位和文化程度也在一定程度上影响血压。

（三）高血压的诊断与评估

1.高血压的诊断　首次发现血压升高的患者）应在不同的时点多次测量血压）在未服用抗高血压药物的情况下，非同日进行3次测量）收缩压≥140mmHg（18.7kPa）和/或舒≥90mmHg（12kPa））可诊断为高血压。患者既往有高血压史）正在使用抗高血压药，血压虽低于140/90mmHg）也应诊断为高血压。收缩压≥140mmHg和舒张压≥90mmHg为收缩期和舒张期（双期）高血压；收缩压≥140mmHg而舒张压＜90mmHg）为单纯收缩期高血压（ISH）；收缩压＜140mmHg而舒张压≥90mmHg为单纯舒张期高血压。一旦诊断为高血压）必须鉴别原发性或继发性）排除继发性高血压的可能后）才能确诊为高血压病。

2.高血压患者的心血管危险分层　从指导治疗和判断预后的角度，主张对高血压患者做心血管危险分层，按血压水平分级和影响预后因素的合并作用，将高血压患者分为低危、中危、高危三层，分别表示10年内将发生心、脑血管病事件的概率为＜15%、15%~20%、＞20%。

（1）影响预后的因素：影响高血压患者预后的因素包括心血管病的危险因素、靶器官损害以及并存临床疾患。①心血管病的危险因素包括年龄≥55岁、吸烟、糖耐量受损和/或空腹血糖受损、血脂异常、早发心血管病家族史、腹型肥胖、血同型半胱氨酸升高；②靶器官损害包括左心室肥厚、颈动脉内膜增厚或斑块、肾功能受损；③伴随临床疾患包括脑血管病、心脏疾病、肾脏疾病、周围血管病、视网膜病变、糖尿病。对初诊患者可通过全面询问病史、体格检查及各项辅助检查）找出影响预后的因素。

（2）高血压病人的心血管危险分层：根据病人血压水平和影响预后的因素进行高血压病人的心血管危险分层。①低危：1级高血压，且无其他危险因素；②中危：2级高血压；1级高血压并伴1～2个危险因素；③高危：3级高血压；高血压1或2级伴≥3个危险因素；高血压（任何级别）伴任何一项靶器官损害；高血压（任何级别）并存任何一项临床疾患。

（3）排除继发性高血压：5%～10%的高血压患者为继发性高血压。常见继发性高血压病因有慢性肾脏病、肾动脉狭窄、原发性醛固酮增多症、嗜铬细胞瘤、皮质醇增多症、大动脉疾病、睡眠呼吸暂停综合征和药物等。以下几种情况应警惕继发性高血压的可能性）及时转上级医院进一步检查确诊：①发病年龄＜30岁；重度高血压（高血压3级以上）。②降压效果差，血压不易控制。③夜尿增多，血尿、蛋白尿或有肾脏疾病史。④夜间睡眠时打鼾并出现呼吸暂停。⑤血压升高伴肢体肌无力或麻痹）常呈周期性发作）或伴自发性低血钾。⑥阵发性高血压）发作时伴头痛、心悸、皮肤苍白或多汗等。⑦下肢血压明显低于上肢）双侧上肢血压相差20 mmHg以上，股动脉等搏动减弱或不能触及。⑧长期口服避孕药等。

（四）高血压的社区管理

1.高血压的社区管理内容　根据《国家基本公共卫生服务规范（第三版）》的要求）高血压的社区管理内容如下：

（1）高血压筛查

1）要求对辖区内35岁及以上常住居民每年在其第一次到乡镇卫生院、村卫生室、社区卫生服务中心（站）就诊时为其免费测量血压。

2）对第一次发现收缩压≥140 mmHg和/或舒张压≥90 mmHg的居民在去除可能引起血压升高的因素后预约其复查）非同日3次血压高于正常）可初步诊断为高血压。如有必要）建议转诊到上级医院确诊）2周内随访转诊结果）对已确诊的原发性高血压患者纳入高血压患者健康管理。对可疑继发性高血压患者）及时转诊。

3）高危人群：如有以下六项指标中的任意一项高危因素）建议每半年至少测量1次血压，并接受医务人员的生活方式指导。①血压高值（收缩压130～139 mmHg和/或舒张压85～89 mmHg）。②超重或肥胖和/或腹型肥胖：超重）28 kg/m>BMI≥24 kg/m2：肥胖）BMI≥28 kg/m2。腰围，男≥90 cm（2.7尺））女≥85 cm（2.6尺）为腹型肥胖。

③高血压家族史（一、二级家属）。

④长期膳食高盐。⑤长期过量饮酒（每日饮白酒≥100mL）。⑥年龄≥55岁。

高血压患者随访评估：对原发性高血压患者）每年要提供至少4次面对面的随访。随访内容包括：①测量血压并评估是否存在危急情况）如出现收缩压≥180mmHg和/或舒张压≥110mmHg；意识改变、剧烈头痛或头晕、恶心呕吐、视物模糊、眼痛、心悸、胸闷、喘憋不能平卧及处于妊娠期或哺乳期同时血压高于正常等危急情况之一，或存在不能处理的其他疾病时，须在处理后紧急转诊。对于紧急转诊者）基层卫生机构应在2周内主动随访转诊情况。②若不需紧急转诊，询问上次随访到此次随访期间的症状。③测量体重、心率，计算体重指数（BMI）。④询问患者疾病情况和生活方式）包括心脑血管疾病、糖尿病、吸烟、饮酒、运动、摄盐情况等。⑤了解患者服药情况。

（3）分类干预

1）对血压控制满意：一般高血压患者血压降至140/90mmHg以下：≥65岁老年高血压患者的血压降至150/90mmHg以下）如果能耐受）可进一步降至140/90mmHg以下：一般糖尿病或慢性肾脏病患者的血压目标可以在140/90mmHg基础上再适度降低。

2）对第一次出现血压控制不满意：即收缩压≥140mmHg和/或舒张压≥90mmHg：或出现药物不良反应的患者）结合其服药依从性）必要时增加现用药物剂量、更换或增加不同类的降压药物，2周内随访。

3）对连续两次出现血压控制不满意或药物不良反应难以控制以及出现新的并发症或原有并发症加重的患者）建议其转诊到上级医院，2周内主动随访转诊情况。

4）对所有的患者进行有针对性的健康教育）与患者一起制定生活方式改进目标并在下一次随访时评估进展。告诉患者出现哪些异常时应立即就诊。

（4）健康体检：对原发性高血压患者）每年进行1次较全面的健康检查）可与随访相结合。内容包括体温、脉搏、呼吸、血压、身高、体重、腰围、皮肤、浅表淋巴结、心脏、肺部、腹部等常规体格检查）并对口腔、视力、听力和运动功能等进行粗测判断。

2.高血压患者社区管理的服务要求

（1）高血压患者的健康管理由医生负责）应与门诊服务相结合）对未能按照管理要求接受随访的患者）乡镇卫生院、村卫生室、社区卫生服务中心（站）医护人员应主动与患者联系）保证管理的连续性。

（2）随访包括预约患者到门诊就诊、电话追踪和家庭访视等方式。

（3）乡镇卫生院、村卫生室、社区卫生服务中心（站）可通过本地区社区卫生诊断和门诊服务等途径筛查和发现高血压患者。有条件的地区，对人员进行规范培训后）可参考《中国高血压防治指南》对高血压患者进行健康管理。

（4）发挥中医药在改善临床症状、提高生活质量、防治并发症中的特色和作用，积极应用中医药方法开展高血压患者健康管理服务。

（5）加强宣传）告知服务内容）使更多的患者和居民愿意接受服务。

（6）每次提供服务后及时将相关信息记入病人的健康档案。

（五）高血压患者的健康指导

1.自我管理指导　提倡高血压患者自我管理）在专业人员的指导下，可以自发组织自我管理小组）学习健康知识和防治知识）提高高血压的管理效果。要认识高血压的危害）学会自测血压）重视非药物治疗高血压，坚持合理膳食、适当运动、戒烟限酒、心理平衡）提高与医护的沟通能力和紧急情况下寻求医疗帮助的能力。

2.生活方式指导　对正常人群、高危个体、正常高值以及所有高血压患者）不论是否接受药物治疗者）均需针对危险因素进行改变不良行为和生活方式的指导。《中国高血压防治指南》指出，针对高血压发病的3个主要危险因素的措施是减重、限酒和低盐。超重者应注意限制热量和脂类的摄入）并增加体育锻炼；减少食盐摄入，少食腌制品，食盐摄入量每日应低于5g）烹调时尽可能使用量）用代用盐、食醋等替代产品；限制饮酒量尽量做到少饮酒或不饮酒）酗酒者逐渐减量）必要时可借助药物戒酒）特别是超重的高血压病人更应该戒酒。此外）高血压患者生活方式指导的内容还包括合理膳食、戒烟、平衡心理、预防便秘、提高服药的依从性、规范监测血压等，并持之以恒）以达到预防和控制高血压及其他心血管疾病的发病危险。

3.药物治疗的指导　①监测服药与血压的关系，指导患者及家属如何测量血压，并记录血压观药物的疗效和副作用。②强调遵医嘱用药的重要性，用降压药使血压降至理想水平后，应继续服用维持量，以保持血压相对稳定）忌突然换药或忽服忽停，对无症状者更应强调。③强调不能擅自突然停药）经治疗血压得到满意控制后）可逐渐减少剂量）甚至可考虑停药）但如果突然停药）可导致血压突然升高）出现停药综合征）冠心病病人突然停用β受体阻滞剂可诱发心绞痛、心肌梗死等。

4.体位性低血压的预防和处理指导　通过健康教育让患者了解体位性低血压的表现和危害）尤其在联合用药、服首剂药物或加量时特别注意预防。指导病人避免长时间站立）尤其在服药后最初几个小时：改变姿势、特别是从卧、坐位起立时动作宜缓慢：服药时间可选在平静休息时，服药后继续休息一段时间再下床活动：如在睡前服药）夜间起床排尿时应注意；避免用过热的水洗澡）更不宜大量饮酒。还应指导病人在体位性低血压发生时应取头低足高位平卧）可抬高下肢超过头部，屈曲股部肌肉和活动脚趾）以促进下肢血液回流。

5.血压监测指导　推荐使用符合国际标准的上臂式电子血压计。指导内容主要包括监测频率、血压控制目标、血压测量方法及注意事项。患者在家中应该监测以下几种情况的血压。①上午6~10点和下午4~8点：这两个时间段的血压是一天中最高的，测量这两个时间段的血压可以了解血压的高峰。特别是每日清晨睡醒时，此时的血压水平可以反映服用的降压药物的降压作用是否能持续到次日凌晨。②服药后：在药物的降压作用达到高峰时测量。短效制剂一般在服药后2小时测量：中效药物一般在服药后的2~4小时测量；长效药物一般在服药后的3~6小时测量。③血压不稳定或更换治疗方案时，此时应连续测量2~4周）掌握自身血压规律、了解新方案的疗效。

第二节　糖尿病患者的社区护理与管理

糖尿病（diabetes mellitus）DM）是由遗传和环境因素相互作用引起的一组以慢性高血糖为特征的代谢异常综合征，是一种慢性、终生性疾病，包括1型糖尿病、2型糖尿病、妊娠糖尿病和其他特殊类型糖尿病四种类型。如病情控制不好）可引起酮症酸中毒、高渗性昏迷等急性代谢紊乱，也可导致眼、肾、神经、血管、心脏等器官的损害，重者可以致残、致死，给病人及其家属带来了巨大的痛苦。糖尿病是社区常见病、多发病）糖尿病的防治及其管理是社区卫生服务面临的重要任务。

（一）糖尿病的流行病学特点

糖尿病已成为发达国家继心血管病和肿瘤之后的第三大慢性病，据国际糖尿病联盟（IDF）统计，2019年全球有4.63亿的成年人患有糖尿病，中国的患病总人数约为1.164亿人。预计到2030年全球将增加到5.78亿）到2045年将增加到7亿，糖尿病防控工作面临严峻的挑战。我国糖尿病的发病特点：以2型糖尿病为主）1型糖尿病及其他类型糖尿病少见；男性略多于女性；经济发达地区的糖尿病患病率明显高于不发达地区）城市高于农村；未诊断糖尿病比例较高，据2013年调查显示）未诊断的糖尿病病人约占总数的63%；肥胖人群糖尿病患病率升高了2倍。BMI越高患病率越高。

（二）糖尿病的危险因素

1.不可改变的危险因素 包括遗传因素、年龄、先天的子宫内营养环境不良等。

（1）遗传因素：国内外报道普遍认为糖尿病具有遗传倾向性，表现为糖尿病有明显的家族聚集现象。有糖尿病家族史者的患病率比无糖尿病家族史者高）其中2 型糖尿病的遗传倾向更为明显。

（2）年龄：由于身体各组织老化）功能下降，胰岛素分泌不足）加之运动、饮食、健康问题积累等）糖尿病的发病率随着年龄增长而逐渐增加。

（3）先天的子宫内营养环境不良：子宫内营养不良可致胎儿体重不足，而低体重儿在成年后肥胖则发生糖尿病及胰岛素抵抗的机会增加。

2.可改变的危险因素 包括不良生活方式、生物源和化学因素等。

（1）不良生活方式：不合理饮食）包括高热量、高脂肪、高胆固醇、高蛋白、高糖、低纤维素食物；静坐生活方式；酗酒；心境不良等。

（2）生物源和化学因素：病毒感染，如1型糖尿病与柯萨奇病毒、腮腺炎病毒、风疹病毒、脑心肌炎病毒有关。有专家指出）持续性病毒感染可引起自身免疫反应，T淋巴细胞亚群的改变与2型糖尿病自身免疫致病有关。化学毒物和某些药物）如噻嗪类利尿药、苯妥英钠可影响糖代谢并引起葡萄糖不耐受性）对这类药物敏感者可导致糖尿病。长期应用糖皮质激素可引起糖尿病。

3.中间危险因素又称伴随疾病）如高血压、血脂异常、血液黏稠度高、胰岛素抵抗等。

（三）糖尿病的诊断与评估

1.糖尿病的诊断标准

1980年以来国际上通用WHO的诊断标准，1997 年美国糖尿病协会（American Diabetes Association）ADA）提出修改糖尿病诊断标准的建议，WHO专家委员会于1999年公布了协商性报告，1999年10月我国糖尿病学会采纳新的诊断标准。糖尿病诊断标准为，糖尿病症状加任意时间血浆葡萄糖水平≥11.1 mmol/L9200 mg/dl）；或空腹血浆葡萄糖（fasting blood glucoseFBG）≥7.0 mmol/L9126mg/dl）；或口服葡萄糖耐量试验（oral glusose tolerance test）OGTT）中2小时葡萄糖水平（2hPG）≥11.1mmolL（200mg/dl）。诊断标准中，糖尿病症状指多尿、烦渴多饮和体重减轻：空腹是指8~10小时内无任何热量摄入；血浆葡萄糖推荐采用葡萄糖氧化酶法测定静脉血浆葡萄糖；空腹血浆葡萄糖正常为3.9~6.0mmol/L（70~108mg/dl）；任意时间指一日内任何时间）无论上一次进餐时间及食物摄入量；任意时间血浆葡萄糖水平与OGTT2小时葡萄糖水平相同）均以≥11.1mmol/L（200mg/dl）为诊断标准。

2.糖调节受损的诊断标准 糖调节受损（impaired glucose regulation）IGR）是指诊断标准中划出的处于正常血糖与糖尿病血糖水平之间的状态，即血糖水平已高出正常，但尚未达到目前界定的糖尿病诊断水平）包括空腹血糖受损和/或糖耐量受损。糖调节受损的判断以空腹血糖和/或口服葡萄糖试验（OGTT）2小时血糖为准。

3.常见健康问题 糖尿病常见的健康问题包括代谢紊乱综合征、急性并发症和慢性并发症。

（1）代谢紊乱综合征：糖尿病病人可无明显症状）仅于健康检查时发现高血糖。也可表现为典型的“三多一少”症状，即多尿、多饮、多食和体重减轻。除典型症状之外）由于糖代谢异常）能量利用减少，负氮平衡和失水等原因，病人常伴有疲劳、乏力。由于尿糖局部刺激，病人可出现皮肤瘙痒，尤其是女性外阴，在并发真菌感染时瘙痒更严重。血糖升高较快时可使眼房水、晶状体渗透压改变而引起屈光改变致视物模糊。

（2）急性并发症：包括低血糖、酮症酸中毒。①低血糖多由进食量过少、药物应用剂量过大、用法不当、不适当的运动等引起，轻者表现为心悸、大汗、无力、手抖、饥饿感等，严重者可出现意识模糊、嗜睡、抽搐、昏迷甚至死亡。部分病人在多次低血糖症发作后会出现无警觉性低血糖症，可无先么办一迷兆直接进入昏迷状态，实验室检测血

糖≤2.8mmol/L（50mg/dl）。②糖尿病酮症酸中毒是糖尿病的一种严重急性并发症，常见于1型糖尿病病人，多发生于代谢控制不良、伴发感染、严重应激、胰岛素治疗中断、饮食失调等情况；2 型糖尿病如代谢控制差、伴有严重应激时亦可发生。糖尿病酮症酸中毒的早期表现为糖尿病症状加重，随后出现极度口渴、呕吐伴头痛、嗜睡、烦躁、呼吸深快有烂苹果味（丙酮味）等症状，后期出现严重失水、尿量

减少、皮肤弹性差、眼球下陷、血压下降、四肢厥冷、血糖高于16.7 mmol/L、尿酮体（+~+++）等，如果没有及时得到控制）病情将进一步恶化，重者出现神志不清、昏迷。

（3）慢性并发症：包括大血管病变、糖尿病微血管病变、糖尿病神经病变、糖尿病足等。糖尿病大血管病变，是糖尿病最严重而突出的并发症）主要表现为动脉粥样硬化。动脉粥样硬化主要侵犯主动脉、冠状动脉、脑动脉、肾动脉和肢体动脉等）引起冠心病、缺血性或出血性脑血管病、肾动脉硬化、肢体动脉硬化等；糖尿病微血管病变是特异性并发症）可累及全身各组织器官，主要表现在视网膜、肾、神经和心肌组织，其中以糖尿病肾病和视网膜病变尤为重要。糖尿病肾病是一个逐渐发展的过程，早期一般没有症状，尿常规化验正常或只有微量白蛋白尿，经过合理治疗大多数可以逆转。而一旦出现大量蛋白尿、全身水肿、高血压、贫血等症状时，往往已经进入晚期阶段，此时病情已经不可逆转）最后逐渐发展至肾功能衰竭。糖尿病性视网膜病变）多见于糖尿病病程超过10年者）是糖尿病患者失明的主要原因之一。糖尿病足是指下肢远端神经异常和不同程度周围血管病变相关的足部溃疡、感染和/或深层组织破坏）是糖尿病最严重和治疗费用最多的并发症之一）是糖尿病非外伤性截肢的最主要原因。

（四）糖尿病患者的社区管理

1.糖尿病患者的社区管理内容 根据《国家基本公共卫生服务规范（第三版）》的要求）糖尿病患者的社区管理包括以下内容

（1）糖尿病筛查：社区卫生服务机构需对辖区内35岁及以上2型糖尿病病人进行规范社区管理。对工作中发现的2型糖尿病高危人群进行有针对性的健康教育）每年至少测量1次空腹血糖）并接受医务人员的健康指导。

（2）糖尿病患者随访：对确诊的2型糖尿病患者）每年提供4次免费空腹血糖检测，至少进行4次面对面随访。随访内容包括：①测量空腹血糖和血压）并评估是否存在危急情况）如出现血糖≥16.7 mmol/L或血糖≤3.9 mmol/L：收缩压≥180 mmHg和/或舒张压≥110 mmHg：有意识或行为改变、呼气有烂苹果样丙酮味、心悸、出汗、食欲减退、恶心、呕吐、多饮、多尿、腹痛、有深大呼吸、皮肤潮红：持续性心动过速（心率超过100次/min）；体温超过39” C或有其他的突发异常情况，如视力突然骤降、妊娠期及哺乳期血糖高于正常等危险情况之一）或存在不能处理的其他疾病时，须在处理后紧急转诊。对于紧急转诊者，乡镇卫生院、村卫生室、社区卫生服务中心（站）应在2周内主动随访转诊情况。②若不需紧急转诊）询问上次随访到此次随访期间的症状。③测量体重，计算体重指数（BM））检查足背动脉搏动。④询问患者疾病情况和生活方式，包括心脑血管疾病、吸烟、饮酒、运动、主食摄入情况等。⑤了解患者服药情况。

（3）分类干预：①对血糖控制满意（空腹血糖值<7.0mmol/L）、无药物不良反应、无新发并发症或原有并发症无加重的患者）预约进行下一次随访。②对第一次出现空腹血糖控制不满意（空腹血糖值≥7.0mmol/L）或药物不良反应的患者，结合其服药依从情况进行指导，必要时增加现有药物剂量、更换或增加不同类的降糖药物）2周内随访。③对连续两次出现空腹血糖控制不满意或药物不良反应难以控制以及出现新的并发症或原有并发症加重的病人）建议其转诊到上级医院）2周内主动随访转诊情况。④对所有的患者进行针对性的健康教育）与病人一起制定生活方式改进目标并在下一次随访时评估开展。告诉患者出现哪些异常时应立即就诊。

（4）健康体检：对确诊的2型糖尿病患者）每年进行1次较全面的健康体检，体检可与随访相结合。内容包括体温、脉搏、呼吸、血压、身高、体重、腰围、皮肤、浅表淋巴结、心脏、肺部、腹部等常规体格检查）并对口腔、视力、听力和运动功能等进行粗测判断。

2.糖尿病患者社区管理的服务要求

（1）对于2型糖尿病患者的健康管理由医生负责）应与门诊服务相结合）对未能按照健康管理要求接受随访的患者）乡镇卫生院、村卫生室、社区卫生服务中心（站）应主动与患者联系）保证管理的连续性.

（2）随访包括预约患者到门诊就诊、电话追踪和家庭访视等方式。

（3）乡镇卫生院、村卫生室、社区卫生服务中心（站）要通过本地区社区卫生诊断和门诊服务等途径筛查和发现2型糖尿病患者）掌握辖区内居民2型糖尿病的患病情况。

（4）发挥中医药在改善临床症状、提高生活质量、防治并发症中的特色和作用）积极应用中医药方法开展糖尿病患者健康管理服务。

（5）加强宣传）告知服务内容）使更多的患者愿意接受服务。

（6）每次提供服务后及时将相关信息记入患者的健康档案。

（五）社区糖尿病病人的健康指导

1.饮食指导 合理饮食是糖尿病治疗的一项基础措施。饮食指导的原则包括：①根据病人的实际需求（体重、劳动强度等）合理控制总热量，均衡营养）维持理想体重为原则。②定时定量，少量多餐）以减少单次餐后胰岛β细胞负担。③对于使用胰岛素治疗者）可在两餐间或睡前加餐，以防低血糖的发生。

2.运动指导 运动治疗是糖尿病治疗的另一项基础措施。糖尿病患者的运动指导主要包括：①养成健康的生活习惯。培养活跃的生活方式）如增加日常身体活动）减少静坐时间）将有益的体育运动融入日常生活中。②在运动前需要对血糖、糖化血红蛋白、血酮、心电图、肺活量、血压、下肢血管彩超、负荷后心率变化等进行全面的体检）对于空腹血糖≥14 mmol/L且出现酮体者应避免运动）运动前血糖＜ 5.6 mmol/L应摄入额外的糖类后再运动。③运动项目要与患者的年龄、病情及身体承受能力相适应）并定期评估）适时调整运动计划，记录运动日记）有助于提升运动依从性。④对于合并各种急性感染、严重糖尿病慢性并发症、有明显酮症或酮症酸中毒倾向、有较严重的周围神经病变、频发低血糖、血糖波动较大者，禁忌使用运动疗法。⑤运动时注意随身携带包括个人联系方式、糖尿病病情说明等信息的病情说明卡。

3.药物治疗指导 糖尿病药物治疗包括口服降糖药物治疗和胰岛素治疗。口服降糖药物治疗主要用于2 型糖尿病患者，或1型糖尿病患者由于肥胖等存在胰岛素抵抗的情况。针对口服降糖药物治疗的患者）社区护士应指导患者遵医嘱服药）根据所服用药物的特点）掌握正确服药的方法）不要擅自更改降糖药物及其剂量。同时熟悉药物可能引起的副作用）并做好应对。使用胰岛素的患者）应教会患者或其家属正确的注射方法及注意事项。注射过早、过量很容易引起低血糖。如发生食欲减退、进食量少或呕吐、腹泻时）应相应减少药物剂量；活动量增加时，要减少胰岛素的用量并及时加餐。

4.血糖监测 血糖监测有助于及时了解血糖控制情况）为治疗方案的调整提供依据。对于血糖平稳的患者，使用胰岛素治疗者建议每日自我监测至少3 次，非胰岛素治疗者建议自我监测频率应适应治疗方案的需要。对于糖尿病孕妇）建议每周中1～2天全天进行自我监测。对于老年糖尿病患者要教会他们正确使用简易血糖仪，并告知自我血糖监测的记录。对于不能独立完成自我监测血糖者）可请家属或其他人员协助完成。

5.足部护理指导 糖尿病足是糖尿病患者致残、致死的主要原因之一，也是造成社会沉重负担的重大公共卫生问题。指导患者每天检查足部）如发现皮肤有破损、水疱等，应及时去医院处理；养成每日用温水洗脚的良好习惯；定期修剪趾甲）避免抓破皮肤；选择合适的鞋袜；注意保护足部）避至少应每年到医院检查足部血免发生冻伤、烫伤和其他外伤；一般糖尿病病程在5年以上的患者管、神经）有助于早期发现血管、神经病变）早期治疗。宅人史用大笔

6.低血糖的预防指导 低血糖是糖尿病治疗过程中常见的急性并发症）尤其是接受胰岛素或长效磺脲类药物治疗的患者、老年患者及肾功能不全者容易发生低血糖。预防原则包括：①遵医嘱服药）定时定量）不要擅自加大药物剂量）也不要随意调整服药时间）尤其胰岛素注射的患者）胰岛素注射的时间过早、量过大很容易引起低血糖。②患者饮食应规）定时定量）如由于各种原因引起的食欲减退、进食量少或胃肠道疾病引起呕吐、腹泻时，应相应减少药物剂量。③运动要适时适量，糖尿病患者的运动最好在餐后1～2小时进行）选择强度适宜的运动）避免过量运动。④尽量减少饮酒，尤其是勿空腹饮酒）因酒精可刺激胰岛素分泌，容易引起低血糖。⑤应随身携带糖果，以备发生低血糖时急用。⑥随身携带糖尿病病情卡，卡上注明姓名、诊断、电话等，一旦出现严重低血糖，便于其他人了解病情、紧急施救并通知家人。

7.糖尿病患者自我管理教育指导 糖尿病是一种长期慢性疾病，患者日常行为和自我管理能力是糖尿病控制与否的关键之一。自我管理教育指导注意事项：①糖尿病患者在诊断后，应接受糖尿病自我管理教育，掌握相关知识和技能，并且不断学习。②糖尿病自我管理教育和支持应以患者为中心，尊重和响应患者的个人爱好、需求和价值观，以此指导临床决策。③糖尿病自我管理教育是患者的必修教育课，课程应包含延迟和预防2型糖尿病的内容，并注重个体化。④当提供糖尿病自我管理教育和支持时，健康教育提供者应该考虑治疗负担和病人自我管理的自我效能和社会与家庭支持的程度。鼓励患者家属支持和积极参与糖尿病控制，使患者感到家人的支持与关心。

第三节 社区妇女不同时期的保健指导

妇女一生经历新生儿期、儿童期、青春期、生育期、围生期、围绝经期、老年

期。各期生理特点都有所不同）因此其保健侧重点也不同。妇女新生儿期、儿童期、老年期保健见其他章节，本节重点阐明妇女围婚期、围生期、围绝经期的保健指导。

一、围婚期保健指导

围婚期是指从确定婚配对象到婚后受孕为止的一段时期）包括婚前、新婚及孕前三个阶段。围婚期保健是为保障婚配双方及其子代健康所进行的保健服务措施，其中有婚前医学检查、婚前卫生指导和婚前卫生咨询。

（一）婚前医学检查

1.询问病史 了解双方患病史、女方月经史、男方遗精史、既往婚育史、家族近亲婚配史、家族遗传病史、精神疾病史等。

2.体格检查 一般检查、生殖器与第二性征检查。

3.辅助检查 胸部X线检查、血常规、尿常规、肝功能、肝炎抗原抗体、女性阴道分泌物滴虫和假丝酵母菌检查。必要时行染色体、精液及性病等检查。

（二）婚前卫生指导

1.性卫生指导

（1）做好新婚期性保健，顺利度过第一次性生活）科学对待处女膜问题，预防蜜月期泌尿系统感染。

（2）建立和谐的性生活）营造良好的性生活氛围和掌握性知识和性技巧。

（3）掌握好性生活的频度和时机）保持外阴部清洁和禁止月经期性生活。

2.生育保健指导

（1）选择最佳生育年龄：我国法律规定的结婚年龄）男性22岁）女性20岁。依据法律规定结婚后即可怀孕）但生理学研究表明，女性生殖器官一般在20岁以后逐渐发育成熟）23岁左右骨骼才发育成熟。因此，女性最佳生育年龄为25～29岁，男性为25～35岁。

（2）选择最佳受孕时机：受孕应计划在双方工作或学习轻松，生理和心理都处于最佳状态的时期。新婚夫妇最好延缓到婚后3～6个月受孕。此外，选择在夏末秋初季节受孕）第二年夏初分娩，因为该时段）新鲜蔬菜和水果丰富、气候宜人。

（3）避免危险因素：①高温环境、放射线、噪声等理化因素。若有接触）应与有害物质隔离3～6个月后再受孕。②风疹病毒、流感病毒等生物因素。尽管注射风疹病毒疫苗是有效的免疫接种手段）但受孕前3个月内及受孕期间应停止注射。③致畸或致突变药物。若服用避孕药物）应先停服药物）改用工具避孕）半年后再受孕为宜。④烟酒因素。受孕前必须戒烟戒酒。

3.新婚避孕指导新婚阶段双方性交时紧张）又缺乏经验，因此避孕方法要求简便。同时）要求所用避孕方法停用后不影响生育功能和子代健康。

（1）屏障避孕法：①阴茎套）为男性避孕工具）使用安全、方便。使用前选择合适型号）每次性交时均应全程使用）且使用前后检查有无漏孔和破损。②阴道隔膜）又称阴道套）根据女性个体情况）选择大小合适型号。患有急性阴道炎和重度宫颈糜烂的妇女不宜使用。③阴道内杀精剂：使精子丧失活动能力）如胶冻、药膜等。

（2）药物避孕法：由雌激素和孕激素配伍组成）包括短效及长效口服避孕药、长效避孕针、缓释系统避孕药和避孕贴剂。患有严重心血管疾病、肝肾功能损害、内分泌疾病和恶性肿瘤的妇女不官服用。

（3）安全期避孕：主要是避免在排卵前后的易受孕期进行性交。月经周期规律的育龄妇女）其排卵多发生在下次月经前14天左右，排卵前后4～5天内为易受孕期。采用安全期避孕法）应根据妇女的基础体温测定值、宫颈黏液检查或月经规律确定排卵日期。但排卵过程可受情绪、健康状况、性生活及外界环境等影响而发生额外排卵）因此安全期避孕法并不完全可靠。

（4）紧急避孕：是指在无保护性生活后或避孕失败后的几小时或3天内）为防止非意愿妊娠而采取的补救避孕方法。在无保护性性交后72小时内服用的紧急避孕药，主要有孕激素、雌激素制剂和米非司酮。该方法对预防非意愿妊娠有一定作用）但不宜作为常规避孕方法）最好在医生指导下使用。

（三）婚前卫生咨询

1.暂缓结婚 精神病发作期、传染病传染期内、重要脏器疾病伴有功能不全、生殖器官发育障碍或畸形的妇女）建议在专科医师的指导下接受治疗和随访。

2.不宜生育 患有严重遗传性疾病、子代再发风险高、失去全部自主生活能力且无有效治疗方法的妇女，应采取长效避孕措施或者行结扎手术。

二、围生期保健指导

围生期保健是指对一次妊娠的孕前、孕期、分娩期、产褥期（哺乳期）和新生儿期所采取的一系列保健措施）以保障母婴安全、降低孕产妇死亡率及围生儿死亡率。

（一）孕前保健指导

1.受孕时间选择 选择最佳受孕时机和年龄进行计划怀孕）以减少妊娠危险因素和降低高危妊娠。研究证明，女性＜18岁或＞35岁是妊娠危险因素，易造成难产、产科并发症和胎儿染色体疾病。

2.孕前健康评估 接受孕前慢性病和传染性疾病的评估和干预，可有效降低不良妊娠结局风险。

3.健康生活方式 孕前3个月补充叶酸、合理营养、戒烟戒酒等。

4.避免有害物质 避免接触有毒物质和放射线，使用长效避孕药物避孕者需改为工具避孕半年后再受孕。

5.健康心理社会环境 避免高强度高压力工作和家庭暴力，积极对待负性生活事件。

（二）孕期保健指导

孕期分为三个时期第13周末之前为孕早期）第14~27周末为孕中期，第28周及之后为孕晚期。

1.孕早期保健指导 此期是胚胎、胎儿分化发育的关键时期，极易受外界因素及孕妇所患疾病的影响，从而导致胎儿畸形或流产。应做好孕妇的健康状况评估）主要包括询问既往史、家族史、个人史等）一般体检）妇科检查）以及血常规、肝肾功能、梅毒血清学试验、HIV抗体检测等实验室检查。对有妊娠危险因素和可能有妊娠禁忌证或严重并发症的孕妇）应及时转诊到上级医疗卫生机构）并在2周内随访转诊结果。此外）还应从以下方面进行保健指导：

（1）休息指导：起居规律、睡眠充足）避免过度劳累。

（2）饮食指导：保证一定热量、蛋白质的摄入）多吃新鲜蔬菜水果、避免油腻食物。

（3）避免有害物质：应戒烟、戒酒、戒毒）避免接触放射线）避免密切接触宠物）慎用药物等。

（4）运动指导：保持适量运动，即一次活动不超过20分钟，脉搏和呼吸加快）但休息15分钟后恢复者为适量。运动时不能空腹、多饮水，如有不适及时停止。

（5）检查指导：早期、定期进行产前检查）及时建立《孕产妇保健手册》）进行高危妊娠初筛并及时治疗各种内科合并症。口服叶酸0.4~0.8mg/d至妊娠3个月。

（6）心理指导：保持心情舒畅，如有心理不适及时咨询与就诊。

（7）常见健康问题的保健指导：①恶心与呕吐）大多数妇女在妊娠6周左右出现早孕反应）12周左右消失。此期间应避免空腹）清晨起床后先食用面食或者小点心；少量多餐）每天进食5～6餐）两餐之间进食流质饮食；食物宜清淡）避免油炸、刺激、不易消化食物。②尿频）是因增大的子宫压迫膀胱所致。12周左右）增大的子宫进入腹腔）该症状自然消失。

2.孕中期保健指导 此期是胎儿生长发育较快的时期。通过询问、观察、一般检查、产科检查、实验室检查对孕妇健康和胎儿的生长发育状况进行评估。对发现有异常的孕妇，及时转至上级医疗卫生机构：对出现危急征象的孕妇，立即转上级医疗卫生机构，并在2周内随访转诊结果。

（1）营养指导：多食新鲜蔬菜、水果、肉、鱼、海鲜等；少食用腌腊食品、罐头食品等。

（2）运动指导：坚持每天做孕妇体操，活动关节、锻炼肌肉。最好安排在早晨和傍晚，锻炼前应排小便且一般不宜进食，锻炼结束后30分钟再进食。有先兆流产、早产、多胎、严重内科合并症者，则不宜做孕妇体操，

（3）检查指导：进行胎儿超声检查、妊娠糖尿病和出生缺陷筛查。对异常情况、畸形可疑或遗传病及高龄孕妇的胎儿需进一步进行产前诊断和治疗。

（4）胎儿生长发育监测：测量宫底高度和腹围、胎心率。从耻骨联合上缘到子宫底高度测量是反映胎儿生长发育情况较敏感的指标。正常情况下）孕20～24周宫底升高较快，平均每周增加1.6cm）而34周后增加速度变慢。子宫底高度≥30cm）表示胎儿已成熟。胎心率正常值为110～160次/min。

（5）胎动出现时间：初产妇通常在孕20周出现）经产妇在孕18周出现）但首次感觉胎动的时间往往因人而异，

（6）常见健康问题的保健指导：①便秘）孕激素水平升高导致胃肠道蠕动减慢）从而引起便秘。应指导孕妇多食含纤维素高的食物如小麦）多吃新鲜水果和蔬菜。未经医生允许）不能轻易使用大便软化剂或轻泻剂。②静脉曲张，应避免长时间站立或行走，多抬高下肢以促进下肢血液回流。会阴部静脉曲张者，应臀部垫枕和抬高髋部休息。③腰背痛，大多在孕5～7个月时出现。应注意保持）良好的姿势；穿平跟鞋；在俯视或抬举物品时，保持上身直立，弯曲膝部，以保持脊柱的平直。疼痛严重者，应卧床休息。④下肢肌肉痉挛，饮食中增加钙的摄入）必要时遵照医嘱补充钙剂。发生

痉挛时）应背屈肢体或站立前倾以伸展痉挛的肌肉）或予以局部热敷和按摩。

3.孕晚期保健指导　孕晚期是胎儿生长发育最快的时期。主要通过体格检查、产科检查、辅助检查等对孕妇健康和胎儿的生长发育状况进行评估。对发现有高危情况的孕妇）应及时转诊；对未发现异常的孕妇）应开展孕妇自我监护方法、促进自然分娩和母乳喂养指导。

（1）营养指导：确保热量、蛋白质、维生素等均衡增加。监测血红蛋白是否正常，体重是否每周增加约0.5kg：

（2）胎儿生长发育监测指导：孕28周后）胎儿体重平均每4 周增加700g）身长平均每4 周增加5cm。若间隔 2周、连续2次，宫高和腹围无明显增长，应警惕胎儿生长发育受限。若增长过快，则应考虑羊水过多和巨大儿可能，需进一步检查。

（3）胎动监测指导：指导孕妇每日早、中、晚各数胎动1小时，将3个小时的胎动计数相加再乘以4，以此作为12小时的胎动数。12小时胎动计数≥30次为正常，而≤10次，则提示胎儿宫内缺氧。

（4）心理指导：孕晚期易出现情绪不稳定）对分娩有紧张、焦虑、恐惧感；担心母子平安、有无出生缺陷等。应鼓励孕妇表达内心感受）有针对性地进行心理护理和人文关怀。

（5）母乳喂养准备指导：通过健康教育让孕妇及家属了解母乳喂养的好处和方法）树立其母乳喂养的信心。同时需做好乳房准备，用温开水毛巾擦洗乳头乳晕）按摩乳房。穿戴柔软棉布乳罩将乳房托起、以减少衣服对乳房的摩擦。

（6）先兆临产的识别：分娩发动前）孕妇常出现假临产、胎儿下降感、见红。假临产的特点是宫缩持续时间短、不规律）宫缩强度不强）常在夜间出现、清晨消失。随着胎先露下降入盆）宫底随之下降）多数孕妇感觉上腹部变得舒适）呼吸轻快）常有尿频症状。见红是在分娩发动前24～48小时内）阴道排出少量血液。

（7）分娩准备：分娩前的充分准备是保证分娩顺利进行的必要条件。指导产妇从心理上、身体上做好迎接新生儿证生的准备；保证充足睡眠时间；准备好分娩时所需母婴物品及相关医疗证件等。

（8）常见健康问题的保健指导：①腰背痛）由于子宫增大）身体重心前移）脊柱过度前告）背伸肌持续紧张加上关节松弛造成腰背痛。走路、站立、坐位时）孕妇尽量保持腰背挺直；轻轻按摩酸痛肌肉；多休息）严重者应卧床休息。②胸闷）孕期最后几周，增大的子宫上推膈肌）引起呼吸困难。上楼或提重物时）孕妇会感到呼吸困难。应采取舒适体位休息，如卧床休息时头部多垫一个枕头。③水肿）孕妇易发生下肢水肿）休息后即可消退，属正常现象。但如果出现凹陷性水肿或经休息后仍未消退者，则应警惕合并其他疾病并及时就医。应采取左侧卧位，且抬高下肢15°）以促进血液回流。

（三）分娩期保健指导

1.做到“五防、一加强”

（1）防出血：及时纠正宫缩乏力、及时娩出胎盘）密切观察产后2小时内的阴道出血量。

（2）防感染：防产褥期感染和新生儿破伤风。

（3）防滞产：注意胎儿大小、产道和产妇精神状况，密切观察宫缩，定时了解宫颈扩张和胎先露部下降情况。

（4）防产伤：尽量减少不必要干预及不适当操作，提高接产质量。

（5）防窒息：及时处理胎儿窘迫）接产时做好新生儿抢救准备。

（6）一加强：加强产时监护和产程处理）特别是高危妊娠。

2.饮食指导　随着产程的进展，子宫收缩频繁和疼痛加剧，产妇体力消耗大、出汗多。为确保产妇有足够的能量和精力顺利完成分娩）助产人员应鼓励产妇在宫缩间歇期少量多次摄入果汁、高热量及清淡易消化的流质食物如牛奶、鸡蛋挂面、粥等。

3.心理指导　产妇可能因宫缩痛、担心分娩能否顺利和母子是否平安而产生焦虑、恐惧等。助产人员应让产妇了解产程进展及产痛的规律性，指导其正确使用产痛应对技巧如自由体位、呼吸减痛法。同时应帮助产妇消除思想顾虑）耐心回答所提问题，让其认识到自己在正常分娩过程中的主动地位和作用。

4.分娩体位　指导孕妇可采用任何自我感觉舒适的体位，如蹲位、跪位、坐位、前倾坐位（用物体支撑）、前倾跪位（用物体支撑）、侧卧位等。采取自由体位分娩时，应密切观察产妇和胎儿的安危情况。

5. 产痛保健指导　分娩镇痛方法有药物性镇痛和非药物性镇痛。前者旨在消除或缓解产痛的躯体感觉，而后者旨在增加舒适感，使产妇能应对疼痛。常用非药物性分娩镇痛方法包括呼吸减痛法、按摩减痛法和使用瑜伽球减痛法。

（1）呼吸减痛法：拉玛泽减痛分娩法是临床常用的呼吸减痛方法。①廓清式呼吸：

每项运动开始和结束时）用鼻孔做缓慢深吸气）再缓慢呼出。②胸式呼吸：潜伏期）产妇身体放松）用鼻孔均匀吸气）用嘴均匀吐气）吸入与呼出气体量保持平衡）呼吸速度为平时的1/2。③浅慢呼吸和加速呼吸：活跃期）产妇用鼻孔吸气）嘴吐气）子宫收缩增强时则加速呼吸）子宫收缩减弱时则减慢呼吸。④浅呼吸：减速期）微张嘴呼吸；保持高位呼吸，呼吸速度根据子宫收缩强度调整。⑤憋气用力运动：第二产程）大口吸气后屏住）往下用力）头略抬起）尽可能保持20～30秒）呼气后马上再屏住用力）直到宫缩结束。⑥哈气运动：宫口近开全时）产妇有强烈便意或胎头娩出约2/3时，嘴张开，喘息式急促呼吸）全身放松。⑦吹蜡烛式呼吸：以吹蜡烛方式放松快速呼吸。

（2）按摩减痛法：①肩部按摩）产妇采取坐位）或向前斜靠）头部枕在手臂或枕头上休息。按摩者站立在产妇后方进行。第一步：将双手放置在近颈部的双肩位置。从颈部向肩部抚摸）再从肩部到上臂。揉捏几次上臂）然后再按颈部。重复以上动作3～4次。第二步：双手握持双肩上部）按照产妇喜欢的力度）揉捏或挤压然后松开，持续1～2分钟。第三步：使用一只手的三个手指）在肩部上万或者脊柱小范围内做简单的深度环形按摩。每个部位按摩15～30秒）再转移到下一个部位。②腰骶部按摩法：产妇趴在床上、地上、分娩球或其他物体上）最好戴上护膝或跪在软垫上。按摩者站在产妇一侧）双手置于肋缘下腰背最细部位）左手放在对侧）手指朝下）右手放在同侧）手指朝上）双手指腹交叉由腹部向背部按摩腰背部）用力均衡适度。多次重复直至产妇舒适满意。

（3）使用瑜伽球减痛法：瑜伽球的弹性能使产妇盆底肌肉放松，加之上下起伏和左右摇摆瑜伽球对产妇腰骶部、臀部、外阴部起着间接按摩作用）从而缓解宫缩痛。此外，使用瑜伽球还能分散产妇对宫缩痛的注意力，增加舒适感

6.提倡“三早一晚”

（1）“三早”指的是早接触、早吸吮、早开奶。在母亲和新生儿健康允许的情况下）新生儿出生后1～3分钟开始，保持不间断的母子持续肌肤接触至少90分钟；分娩后（1小时内）立即予以母乳喂养。

（2）“一晚”指的是“晚断脐”，即新生儿出生后延迟1～3分钟、等脐带停止搏动后再断脐。延迟脐带结扎能提高新生儿出生时的铁储备，从而降低婴儿期发生缺铁性贫血风险。此外，延迟脐带结扎可以降低早产儿发生低血压、脑室内出血等风险。

（四）产褥期保健指导

为促进产妇与新生儿的健康，社区护士应了解产妇产褥期康复的生理和心理过程、临床表现，并通过产后家庭访视等途径提供产褥期保健服务。对于正常产妇）产后家庭访视2～3次）分别在出院后3天、产后14天和28天；而对于高危或有异常情况产妇，则应酌情增加访视次数。

1.日常生活指导

（1）居住环境：保持室内环境安静、舒适、空气流通、阳光充足，温度在22～24C和相对湿度在50%～60%。避免过多探视。

（2）饮食营养：协助产妇制定适当和均衡的饮食计划）保证足够的热量）促进康复。应多食富含蛋白质的汤汁食物如鸡汤、鱼汤、排骨汤等，少食多餐。

（3）休息与睡眠：充分的休息和睡眠可以缓解疲劳、促进组织修复、保证乳汁分泌。应指导产妇学会与婴儿同步休息）生活作息规律。

（4）清洁卫生：产褥期出汗多）应勤换内衣裤及被褥）每天温水擦浴。每日擦洗外阴，勤换会阴垫）保持外阴清洁和干燥）以预防感染。会阴伤口出现肿胀疼痛时，可用50%硫酸镁湿热敷。

2.家庭与角色适应　随着宝宝的出生，即家庭新成员的加入）家庭任务发生了变化）夫妻双方增加了为人父母的角色。如果夫妻双方不适应该角色）就可能影响产妇身心健康的恢复及新生儿的健康发育。应指导夫妻双方与新生儿多接触、多交流）如拥抱、沐浴、触摸、目光交流。此外）鼓励家庭成员积极参与育婴活动。

3.活动与产后健身操　自然分娩产妇）产后6～12小时内可下床轻微活动）产后24小时可在室内走动。剖宫产产妇）可适当推迟活动时间。产后健身操可促进产妇腹壁和盆底肌肉张力的恢复，避免腹壁皮肤过度松弛）防止尿失禁及子宫脱垂。根据产妇情况）遵循活动量由小到大、由弱到强的循序渐进的原则进行练习。一般在产后24小时开始）每1～2天增加1节）每节做8～16次。

第1节：仰卧）深吸气）收腹部）然后呼气。

第2节：仰卧，两臂直放于身旁）进行缩肛与放松动作。

第3节：仰卧）两臂直放于身旁）双腿轮流上举与并举）与身体呈直角。

第4节：仰卧，髋与腿放松）分开稍屈）脚底放在床上，尽力抬高臀部与背部。

第5节：仰卧起坐。

第6节：跪姿，双膝分开，肩肘垂直）双手平放床上，腰部进行左右旋转动作。

第7节：全身运动）跪姿）双臂支撑在床上）左右腿交替向背后高举。

4.计划生育指导　产褥期禁止性生活。产后42天起采取避孕措施）哺乳产妇以工具避孕为宜，忌用含雌激素的避孕药。

（五）哺乳期保健指导

哺乳期是指产后产妇用自己的乳汁喂养婴儿的时期）通常为1年。WHO和美国儿科学会建议纯母乳喂养至少至出生后6个月）且在适当添加辅食的同时可持续母乳喂养至1岁甚至以上。

1.母乳喂养姿势指导

（1）半躺式（laid-back）：又称生物学哺乳，是产妇最先尝试的哺乳姿势。产妇处于半躺位）当其头颈部、肩膀、腰部都有良好的支撑时）才把新生儿放在产妇的胸前或腹部）此时新生儿本能地向乳房挪动并试图衔乳）这种现象称为“寻乳”。母子肌肤的接触刺激新生儿的进食本能，而重力和妈妈的身体曲线帮助新生儿正确乳以及停留在适当位置。这种姿势适合于新生儿和任何年龄段的婴儿。

（2）摇篮式（cradlehold）：是最传统、最常用的喂哺姿势。婴儿的头部枕在产妇肘部（肘关节内侧））产妇的手臂支撑着婴儿颈背部，确保母子胸腹部紧贴。产妇另一只手的大拇指和其他四指呈C字形分别放在乳房上、下方托起整个乳房，以防止乳房堵住婴儿鼻孔。除非奶流量过急和发生呛奶时，否则一般情况下）应避免使用“剪刀式”手势夹托乳房）因为它会反推乳腺组织）从而阻碍婴儿将大部分乳晕含入嘴内）不利于充分挤压乳窦内的乳汁排出。

（3）交叉摇篮式（cross-cradle hold）：产妇用一侧手臂支撑婴儿背臀部，确保母子腹部紧贴；产妇同侧手掌托住婴儿的头颈部，且大拇指和示指分别放在婴儿的耳后部，喂哺对侧乳房，即右手抱婴儿喂哺左侧乳房。产妇的另一只手托起整个乳房）手法同摇篮式。这种姿势适合于早产儿和衔接有问题的婴儿。

（4）橄榄球式（football hold）：又称环抱式。产妇用手臂夹着婴儿的双腿放在其身体侧腋下，婴儿上身呈半坐卧位姿势正对产妇胸前，产妇手掌托住婴儿的头颈部，且大拇指和示指分别放在婴儿的耳后部。产妇另一只手托起整个乳房）手法同摇篮式。用枕头适当垫高婴儿以确保婴儿鼻尖与乳头在同一水平。这种姿势适合于剖宫产儿、双胎，以及大乳房和乳头平坦的产妇。

（5）侧躺式（side-lying hold）：产妇采取侧卧位）头部垫有枕头。婴儿侧身，与产妇正面相对。为确保母子腹部紧贴）可用一个小枕头垫在婴儿背后，同时产妇也可使用枕头支撑颈背部。这种姿势适合于夜间哺乳、疲倦或者患病的哺乳产妇、年龄稍大且有母乳喂养习惯的婴儿。

2.常见乳房问题及保健指导

（1）乳头平坦或凹陷：①乳头牵拉练习）用一只手托乳房，另一只手的拇指和中、示指向外牵拉乳头）重复10~20次）每天2次。此外）指导产妇改变喂哺姿势，以利于婴儿含住乳头和乳晕，也可利用负压吸引的作用使乳头突出。②乳头伸展练习，将两示指平行放在乳头两侧，慢慢由乳头向两侧外方拉开，牵拉乳晕皮肤及皮下组织，使乳头向外突出。接着将两示指分别放在乳头上下方将乳头向上、向下纵形拉开 。重复多次练习）每次15分钟，每天两次。

（2）乳房胀痛（engorgement）：如果未哺乳或者未将乳房内积存的乳汁排空）乳房就可能变得肿胀。早开奶、早吸吮、按需哺乳、增加哺乳次数、每次哺乳后挤出多余的乳汁是缓解乳房胀痛的有效方法。哺乳前热敷或按摩乳房）或者哺乳后冷敷，也有助于缓解乳房胀痛。

（3）乳头皲裂（cracked nipple）：轻者可继续哺乳。哺乳前）湿热敷乳房3~5分钟）挤出少量乳汁使乳晕变软，婴儿易于含接。哺乳时，先吸吮损伤轻的一侧乳房。哺乳后，挤出少许乳汁涂在乳头和乳晕上。皲裂严重者暂停哺乳）采用手法挤出或者用吸乳器吸出乳汁，再用小杯或小匙喂养婴儿。

（4）退乳（weaning）：不能哺乳者应尽早退乳。最简单的退乳方法是停止哺乳，少进汤汁类食物。其他方法有：①生麦芽60~90g）水煎服）每日1剂）连服3~5 天；②芒硝250g分装两纱布袋内，敷于两乳房上并固定）湿硬时更换。

（5）乳腺炎（mastitis）：①炎症初期，可哺乳。哺乳前湿热敷乳房3~5分钟，并按摩乳房；哺乳时先喂哺患侧乳房。每次哺乳时吸空乳汁，同时按摩患侧乳房）避免乳汁淤积。②炎症期）停止哺乳。定时用吸奶器或手法挤奶以排空乳汁；穿戴宽松的乳罩托起乳房，以减轻疼痛和肿胀；局部热敷，以促进局部血液循环和炎症的消散。

3.母乳喂养婴儿的常见健康问题及保健指导

（1）饥饿与哭闹：如果婴儿不停地想吃奶，且离开乳房后总表现出未吃饱状态）此时应评估母乳喂养姿势和婴儿含乳方法是否正确。出生后2~3周、6 周左右和3个月左右是婴儿快速生长阶段，而该阶段的婴儿也会不停地想吃奶，但这属于正常现象。针对以上情况）不需给婴儿喂食其他液体，建议增加哺乳次数，每小时一次。如果4～5 天之后）这种频繁的喂养模式仍未解决婴儿饥饿问题，则需要考虑请临床医生评估婴儿）或者请母乳喂养专家评估喂养过程。

（2）肠痉挛与哭闹：肠痉挛婴儿通常每天至少一段时间有痛苦的表现如两腿蹬直、大声哭闹、脸色涨红、拒绝吃奶和肛门排气。一般在出生后4周开始出现）3~4个月停止，也可能持续到6个月.若经排除无其他健康问题，母乳喂养婴儿发生肠痉挛）则婴儿可能是对其母亲所食用的某种食物过敏。针对肠痉挛婴儿）通常采取的措施包括：①改变体位，让婴儿趴在膝盖上，轻轻按摩其背部。

②不能喂得过饱，前后两餐间隔 2～2.5小时。③评估产妇的饮食并予以调整，如停止摄取奶产品、咖啡因、洋葱及其他刺激性食物。

（3）打嗝：哺乳时，婴儿吸入冷空气）或者吸奶太快、太急引起膈肌突然收缩痉挛，以致打嗝。出现打嗝时，应立即将婴儿竖抱在胸前）一手扶住婴儿头背部，另一只手轻轻拍打其背部；打嗝停后再继续喂奶。若5～10分钟后，打嗝尚未自动停止，可尝试着喂哺几分钟。若哺乳时婴儿经常出现打嗝）则尽量在其安静时哺乳。

4.哺乳期用药指导　哺乳期妇女原则上能不用药者尽量不用。若必须用药）则需考虑以下几个方面：

（1）药物选择：选择半衰期短、蛋白结合率高、脂溶性低、口服生物利用度低的药物）且尽可能选用最小有效剂量。

（2）用药方式：选择局部外用或口服。全身用药引起血液中药物剂量较大，而大多数药物经局部用药（如药膏、乳膏、阴道栓）后不会被母体吸收入血，而在乳汁中含量几乎为零。

（3）服药时机：避开血药浓度最高峰时哺乳。建议在哺乳结束后或者婴儿夜间进入长睡眠后用药，以确保下次哺乳时血药浓度已降至最低。每次服药后尽可能推迟下次哺乳时间，两次哺乳时间至少间隔4小时。

（4）用药疗程：若为短期用药，尽可能缩短用药疗程）一旦病因消除，则应立即停药。若为长期用药）应监测婴儿的血药浓度，且在临床医生指导下考虑先暂停哺乳或者调整用药剂量和哺乳时间间隔。

（5）恢复哺乳：哺乳期妇女可在停药5个半衰期后恢复哺乳。药物在最后一次给药达到峰值的5个半衰期后，血药浓度可降至峰值的 3%左右，此时血浆中仅有微量药物残留，而乳汁中药物浓度更低。

（6）密切观察：哺乳期妇女用药时，要密切关注婴儿的反应和精神状态，注意药物是否对婴儿产生消化道副作用，如腹泻、便秘。

三、围绝经期保健指导

围绝经期是指围绕妇女绝经前后的一段时间）包括从接近绝经出现与绝经有关的内分泌、生物学和临床特征起至最后一次月经后1年。WHO将卵巢功能衰退至绝经后1年内的时期称为围绝经期。

1.营养指导　围绝经期妇女的基础代谢率下降，比中年期低15%—20%。为适应这一代谢变化特点）需要平衡膳食，合理营养。

（1）热量：每日热能摄入以1800～2100kcal为宜。摄入过多，易引起肥胖。

（2）蛋白质：每千克体重需要蛋白量为0.1～0.2g）或每日摄入60～70g蛋白）其中植物蛋白在1/3以上。摄入动物蛋白以鱼、鸡、奶等优质蛋白为主）植物蛋白以豆制品为主。蛋白摄入过量将加重肾脏负担）增加尿钙排出量）增加骨质疏松和骨折的危险。

（3）脂肪：每天摄入脂肪供热量最好不超过10%）过多摄入容易导致肥胖。摄入脂肪中）饱和脂肪酸、不饱和脂肪酸比例1∶1为宜。

（4）矿物质：钙需要量为1 000～1500mg/d。膳食中以牛奶和乳制品含钙最佳）每250ml鲜奶可提供275mg钙，鲜奶中的钙易于吸收和利用。此外，铁的供应也要适当）以预防缺铁性贫血发生；

（5）维生素：①维生素D，主要是促进钙、磷在肠道的吸收，促进钙在骨骼中沉积。日照不足或者户外活动少的妇女，需补充维生素D）减少骨钙丢失，预防骨质疏松发生。围绝经期妇女的日照量为5ug）其体内25-羟基维生素D含量需≥40nmol/L。②维生素A）需要量为800视黄醇当量（相当于2600IU维生素A）。鼓励多食富含维生素A的食物，如动物肝脏、蛋黄以及含类胡萝卜素的蔬菜。③维生素E）日需量为20mg。鼓励适当摄入含维生素E的食物如蛋黄、动物肝脏等，抗衰老、防止心血管病和脑卒中发生。④维生素C，日需量为60mg，应鼓励多食含维生素C丰富的蔬菜和水果）如青豆、橘子等。

2.运动指导　围绝经期适宜运动有助于提高妇女机体脂肪的供能比例、改善脂质代谢、维持正常血压和提高心肺功能。此外，运动还可改善妇女的心理状态，有助于降低焦虑和抑郁发生。根据个人爱好及具体情况选择合适的运动如散步、太极、广场舞，但也需注意以下几个方面：

（1）循序渐进：遵循运动量由小到大的原则）逐步提高体力、耐力、灵巧度。人的内脏器官和功能活动需要一个适应过程，不能急于求成，以不疲劳为宜。，

（2）动静适度：以“轻、柔、稳”为原则，宁少勿多）宁慢勿快）逐渐递增。运动时）应避免快速旋转或低头动作）或者有可能跌倒的动作。不宜参加带有突击性的紧张活动）锻炼中应尽量避免损伤。

（3）运动时间和频率：饭后1～2小时运动。运动最佳频率为每周至少3次，每次30分钟）强度达中等，根据运动时的心率来控制运动强度，中等强度的运动心率一般应达到150次/min。另外，每周增加2次额外的肌肉力量锻炼，益处更大）

（4）注意事项：运动前，应做热身运动，以防止突然剧烈活动造成心慌、气促、晕倒等现象。运动后）应进行调整活动）使身体逐渐恢复到正常状态，也可预防对身体不利的情况发生。

3.性生活指导 随着雌激素水平的下降，阴道黏膜萎缩、分泌物减少、阴道润滑度减弱，以致性生活困难。应从妇女个人生理及心理考虑，指导其保持每月1~2次性生活，有助于维持生殖器官的良好状态。

4.情绪失调指导

（1）社会支持：提高全社会和家庭成员对围绝经期妇女生理的认识，同时给予多理解和多关爱）足够的社会支持能缓冲各种生活事件对妇女心理健康的不良影响。此外，多开展社区活动）鼓励妇女参与，使其树立积极乐观的人生态度。

（2）心理咨询与治疗：积极开展心理咨询）帮助如女熟悉围绝经期生理过程）帮助其纠正不健康的理念。采用认知行为疗法和人际心理治疗）使其正确认识围绝经期的各种变化）正确处理生活中遇到的各种问题，从而消除心理压力和恢复心理平衡。

（3）雌激素补充：适当的雌激素替代疗法可改善围绝经期妇女的心理障碍和提高记忆力。

（4）药物治疗：对轻度心理障碍者）可用地西泮、氯氮罩等药物辅助睡眠）谷维素调节自主神经：对症状明显者）可用盐酸帕罗西汀、氟西汀等治疗。

5.定期健康检查围绝经期妇女易患宫颈癌、子宫内膜癌、乳腺癌。早期发现、早期诊断、早期治疗可提高疗效与生存率。因此）每年应做1次全身检查；每半年到1年

做1次妇科检查和宫颈防癌涂片检查）选择性地做血、尿或内分泌检查；至少每月自查乳房1次）如发现肿块及时就诊。乳房自我检查方法：①视诊）站立位）两臂自然下垂对着镜子观察）注意两侧乳房的大小、形状、是否对称及轮有无变化）有无局限性隆起、凹陷或皮肤橘皮样改变；观察有无乳头回缩、偏歪或抬高。两臂高举过头及双手用力叉腰并收缩胸肌，同时稍微侧身，从不同角度观察乳房外形有无改变。②触诊）仰卧位）左肩胛下垫薄枕）左臂置于头下，尽量放松肌肉。右手五指并拢）用手指掌面轻柔扪摸，依次检查外上、外下、内下、内上象限）最后检查乳晕区）挤压乳头注意有无溢液；然后左臂放下）再扪摸左侧腋窝有无淋巴结肿大。用同样的方法检查另一侧。如发现肿块）则应及时就诊。

第四节　社区妇女常见健康问题的保健指导

在生命周期中）妇女往往会遇到一些常见的健康问题）其中主要有痛经、少女妊娠、产后抑郁和尿失禁。因此在做好妇女各期保健的同时）社区护士还应重视这些妇女常见健康问题的保健指导。

一、痛经

痛经（dysmenorrhea）是指行经前后或者月经期出现下腹部疼痛、坠胀、且伴有腰酸或其他不适）严重者影响生活质量和工作。痛经分为原发性痛经和继发性痛经。原发性痛经指生殖器官无器质性病变的痛经）而继发性痛经是指由盆腔器质性疾病如子宫内膜异位症、子宫腺肌病等引起的痛经。原发性痛经多见于青春期少女，常发生在初潮后、排卵周期建立前。

（一）痛经的影响因素

1.精神因素　紧张、焦虑、忧郁、心理压力大、情绪波动、过度敏感的妇女易发生痛经。

2.子宫因素　子宫过度屈曲、宫颈管狭窄等影响经血流通而导致痛经；子宫发育不良容易合并血液供应异常）造成子宫缺血、缺氧而引起痛经。此外，子宫内膜异位症、子宫腺肌症、子宫肌瘤等是继发性痛经的诱因。

3.内分泌因素　原发性痛经主要与子宫内膜前列腺素类物质含量增高有关。月经期，由于前列腺素释放量增加）子宫平滑肌节律异常性的痉挛收缩）造成子宫缺血和疼痛。

（二）保健指导

1.健康生活方式　注意经期清洁卫生）禁止性生活。注意合理休息和充足睡眠）规律而适度锻炼）避免烟酒和咖啡。

2.心理放松指导　讲解有关痛经的生理卫生知识）让其放松）保持愉快的心情）消除紧张和焦虑情绪。

3.疼痛缓解指导　予以腹部热敷）并鼓励进食热饮料如热汤。疼痛难忍时）遵医嘱口服前列腺合成酶抑制剂。月经来潮即开始服用药物，则效果更佳）连服2~3日。常用药物有布洛芬、酮洛芬、双氯芬酸。布洛芬200~400 mg）每日3~4次）或酮洛芬50 mg）每日3次。

二、少女妊娠

少女妊娠（adolescent pregnancy）是指 10~19 岁的女性，身心各方面尚未完全发育成熟而妊娠。WHO报道全球每年约有300万次不安全流产发生在15~19岁的少女中。妊娠和分娩引起的并发症低中等收入国家中导致15~19 岁少女死亡的重要原因。少女妊娠严重影响少女自身的身心健康和子代健康，也影响家庭生活）同时增加家庭、社会救助和公共医疗卫生负担。

（一）少女妊娠的影响因素

1.个人因素　初潮及性成熟年龄提前而心理社会年龄“晚熟”）性知识缺乏，个人约束能力差，以及好奇心等是少女妊娠的原因。

2.家庭因素　缺乏父母的关爱和家庭性启蒙教育）或存在家庭性暴力和家庭性虐待。

3.社会因素　社区及学校开展性健康教育少，以致大多数少女缺乏必要的性卫生知识）且对性问题存在误区。加之，发达地区外来文化产品的大量涌入、西方价值观及意识形态的不断传播；落后地区社会环境的不安定、对女性的歧视等）这些因素增加了少女妊娠的风险。

（二）保健指导

1.加强青春期性教育　让少女了解男女生殖器官生理解剖知识、青春期发育过程、性生理和性心理卫生知识、性传播疾病及其预防、如何采取措施避孕等，降低少女妊娠的发生；树立青春期少女性道德和自我保护意识）加强自我约束和自我教育）

锻炼自我控制能力。

2.提供心理咨询和医疗支持　设立专业的少女妊娠心理咨询机构）有针对性地进行疏导；对家成员予以心理辅导，防止家庭来源的伤害；需终止妊娠者，应由正规医院的医生实施手术。整个手术过程医护人员应多关心体贴少女及其家属；严格要求心理咨询人员和医护人员保护少女的隐私权）避免医源性刺激。

3.做好心理治疗及社会关怀　对有心理障碍者，应及早心理干预。避免对妊娠少女的过分攻击和指责，保障其将来享有平等的教育、就业和婚育权利。

三、产后抑郁

产后抑郁（postpartum depression）是指产妇在分娩后出现的抑郁症状）是产褥期非精神病性精神综合征中最常见的一种类型。一般在产后4 周内第一次发病（既往无精神障碍史））症状类似普通抑）主要表现为抑郁、悲伤、沮丧、哭泣和烦躁）重者出现幻觉等一系列症状为特征的精神紊乱。产后抑郁严重影响产妇的生活质量、社会功能状态和母婴联结）也严重影响婴幼儿的情绪、认知和行为发育，

（一）产后抑郁的影响因素

1.生物因素　产后（产妇下丘脑-垂体-性腺系统失调，体内激素分泌紊乱和神经递质含量变化）可能与产后抑郁的发生存在一定关联。

2.遗传因素　有精神病家族史，特别是有家族抑郁症病史的产妇发病率高。既往抑郁病史亦是产后抑郁的高危因素。

3.社会因素　围生期的负性生活事件，如失业、离婚、丧亲、家庭矛盾冲突、居住环境恶劣、缺少支持系统（特别是丈夫的支持））是产后抑郁较强的预测因素。亦有研究表明婴儿性别与产后抑郁的发生有关）生女婴的产妇明显高于生男婴的产妇。

4.心理因素　敏感（神经质）、自我为中心、情绪不稳定、社交能力不良、好强求全、固执等个性特征容易导致产妇产后心理障碍。此外，对母亲角色有认同缺陷的产妇）孕期情绪压力大的产妇等易发生产后抑郁。

5.产科因素　非计划怀孕、难产、滞产、手术产、不良子代结局等增加了产后抑郁发生的风险。

（二）保健指导

1.健康教育　鼓励孕妇及其丈夫共同参与孕妇学校开展的妊娠、分娩等相关知识的健康教育活动）指导其正确制订分娩计划，以减轻其对妊娠和分娩的紧张、焦虑和

恐惧心理。

2.心理指导　对待产妇，尤其是有不良妊娠史（畸形）和分娩史（难产、死产）产妇，有精神病家族史和抑郁史产妇）医护人员应严密观察产程进展，多关心、多鼓励、避免不良刺激。实施无痛分娩和导乐陪伴分娩以减轻产妇的痛苦和紧张情绪。

3.分娩方式　选择采取自由分娩体位促进自然分娩；严格掌握剖宫产指征，降低社会因素剖宫产。

4.母亲角色　指导帮助产妇适应母亲角色）实施母婴同室，按需哺乳；鼓励产妇多与婴儿交流和接触，多参与婴儿的照顾。同时）鼓励其丈夫及家庭成员多给予产妇情感支持和物质支持）多照顾和陪伴产妇与婴儿。

5.防止意外发生　做好安全防护）恰当安排产妇的生活与起居环境。产后抑郁产妇的睡眠障碍主要表现为早醒，而自杀、自伤等意外事件往往在此期间发生。

6.用药指导　尽量选取毒副作用小）特别是不能通过乳汁排泄的抗抑郁药物。临床上）通常选用选择性5-羟色胺再摄取抑制剂和三环类抗抑郁药。

（1）盐酸帕罗西汀：起始量和有效量为20mg）每天早餐时口服1次。2～3 周后，如不见疗效且副作用不明显，以10mg 递增剂量，最大剂量为50mg（体弱者 40mg））每天一次。不宜骤然停药）肝肾功能不全者慎用。

（2）盐酸舍曲林：起始量为 50mg）与食物同服）每天一次。常用剂量为50～100mg）最大剂量为150～200mg）但连续使用不超过8周。

（3）阿米替林：起始量为 25mg）口服2～3 次/d。根据病情和耐受情况）逐渐增加至150～200mg。

四、尿失禁

尿失禁（urinary incontinence）指尿液不自主地流出。尿失禁主要分为压力性尿失禁、急迫性尿失禁、混合性尿失禁三类。其中压力性尿失禁是产妇和绝经妇女常见的健康问题之一）其特点是正常状态下无遗尿）而在腹压增加如咳嗽、喷嚏、举重物、上下楼梯时，尿液不自主流出。研究显示，成年女性尿失禁发病率平均约为30%）而产后尿失禁的发生率为15%～40%）绝经妇女尿失禁的发生率为5%～43%。

（一）尿失禁的影响因素

1.妊娠因素　妊娠期随着子宫增大）重力作用对盆底的慢性牵拉造成不同程度的软组织损伤。之）妊娠期激素水平变化改变了盆底结缔组织的胶原代谢）盆底支持结构减弱，从而导致尿失禁的发生。

2.分娩因素 产时盆底受胎头挤压，盆底拉伸延长，肌肉高度扩张，使盆底发生去神经改变）结组织间连接发生分离等；加之难产、器械助产等引起盆底及尿道周围组织损伤、膀胱颈位置及活动度改变、尿道闭合压下降，使产妇发生尿失禁的风险显著增加。

3.激素因素 绝经后雌激素水平降低而引起盆底组织张力下降、尿道正常位置改变、关闭压力不足，使绝经妇女容易发生尿失禁。

4.疾病因素 妇女患有慢性呼吸系统疾病、神经系统疾病和顽固性便秘。

5.生活习惯 长期负重、高强度体育运动等。

（二）保健指导

1.健康生活方式

（1）心理指导：保持心态乐观，安然对待。

（2）饮食指导：平衡液体摄入）过量液体摄入会增加尿频尿急。此外，少喝含咖啡因和酒精饮料。保持饮食清淡，食用含纤维素丰富的食物，防止因便秘而引起腹压增加。

（3）活动指导：避免负重和高强度活动。

2.定时排尿训练

（1）记录排尿日记：建议记录3天，如果时间紧急，则可以缩短，但至少记录24小时。

（2）选定排尿间隔时间：根据排尿日记选定适当的两次排尿间隔时间（可为平均时间）或两次最舒适排尿间隔时间）。如1小时）即晨起后先排尿）以后每间隔1小时排空膀胱。夜间）尿急时可直接排尿）无需每1小时排尿一次。

（3）逐步延长排尿间隔时间：习惯原1小时间隔时间排尿后）将其在原有基础上延长15分钟。即由原来的1小时排尿一次，延长到1小时15分钟排尿一次，坚持1周。再延长，以此类推逐步达到最终目标：每2～4小时排尿一次）每次排尿量大于300 mL）且无尿失禁。

3.加强盆底肌训练 主要是通过自主、反复的盆底肌肉群的收缩和舒张）增强盆底肌肉力量增加尿道阻力）达到预防和治疗尿失禁的目的。该方法简便易行）是预防和治疗尿失禁的有效方法。

（1）训练准备：排空膀胱，全身放松）可采取坐位、站位和卧位。

（2）收缩方法：目前有快收缩训练法和慢收缩训练法。①快收缩是指快速有力地收缩盆底肌后快速放松：持续快速收缩、放松5～10次）休息2～6秒，如此反复10～15次为1组：每天训练3～5组）持续4周以上。②慢收缩：收缩盆底肌并保持收缩状态2～6秒，然后放松休息2～6秒，如此反复10～15次为1组。每天训练3～5组）持续4周以上。两种方法可交替进行，训练至少持续4周以上。若患者能耐受训练强度）则可逐步增加每天训练的次数）但需要以患者能耐受且训练后第2天无明显疲劳感为宜。

4.其他治疗指导　积极治疗慢性咳嗽、糖尿病、急性泌尿系统感染等疾病）如予以抗胆碱药合并局部应用雌激素治疗。此外，心理治疗和5–羟色胺类抗抑郁药物对成年女性尿失禁也有一定效果。对于单纯压力性尿失禁或者药物治疗无效时）应考虑选择外科手术。

参考文献

[1]陈绪涛.腹腔镜下阑尾切除术中残端沿阑尾基底沟荷包缝合与Endoloop套扎的临床疗效比较[J].中国实用医药,2023,18(21):36-40.

[2]夏珮玲,吴俊洁,金晶,等.门诊输液室护理中采取人性化护理干预的价值研究[J].重庆医学,2020,49(S02):2.

[3]卫小红.多元化健康宣教配合生活方式干预应用于高血压前期人群中的预防价值[J].智慧健康,2022,8(15):167-170.

[4]常玉霞,张双双.品管圈在急性缺血性脑卒中患者一站式溶栓模式中的应用[J].河南医学高等专科学校学报,2022,34(2):220-223.

[5]江玲玲,张梦,刘扣英.基于云随访平台的延续护理对慢性阻塞性肺疾病患者健康行为及生活质量的影响[J].中国医药导报,2022,10(004):019.

[6]詹汉英.专科护理操作技术[M].武汉:武汉大学出版社,2006.

[7]杨玉琴,唐前,魏映红.内科护理技术[M].武汉:华中科技大学出版社,2014.

[8]田玉凤.实用专科护理操作技术[M].北京:人民军医出版社,2007

[9]周秀华.急危重症护理学[M].2版.北京:人民卫生出版社,2006

[10]王红敏.护理法律风险管理现状及对策研究[D].杭州:杭州师范大学,2012.

[11]张玉兰,王玉香.儿科护理学[M].4版.北京:人民卫生出版社,2018.

[12]党世民.外科护理学[M].2版.北京:人民卫生出版社,2011.

[13]魏革,刘苏君.手术室护理学[M].北京:人民军医出版社,2004.

[14]李淑文,王丽君.妇产科护理[M].2版.北京:人民卫生出版社,2020.

[15]刘宝江,晁储璋.麻醉护理学[M].北京:人民卫生出版社,2013.